CORPO NOVO, VIDA NOVA

FERNANDA THEDIM

CORPO NOVO, VIDA NOVA

COMO PERDI 55 QUILOS
E GANHEI SAÚDE E AUTOESTIMA

Casa da Palavra

Copyright © 2013 Fernanda Thedim
Copyright © 2013 Casa da Palavra
Todos os direitos reservados e protegidos pela Lei 9.610, de 19.2.1998.
É proibida a reprodução total ou parcial sem a expressa anuência da editora.

Este livro foi revisado segundo o Novo Acordo Ortográfico da Língua Portuguesa.

Direção editorial
Martha Ribas
Ana Cecilia Impellizieri Martins

Editora
Fernanda Cardoso Zimmerhansl

Editora assistente
Beatriz Sarlo

Copidesque
Camilla Savoia

Revisão
Joana Milli

Projeto gráfico de capa e miolo
Rafael Nobre / Babilon a Cultura Editorial

Fechamento de capa
Filigrana Design

Foto de capa
Leo Aversa

Foto de contracapa
Fernando Lemos / *Veja Rio*

Produção da foto de capa
Estúdio: GPC Studio
Produção: Daniela Arend e Melissa Jannuzzi
Assistente de produção: Helia Maria da Silva
Maquiadora: Ana Cristina Gangeme
Agradecimentos: Animale, Ateen, Le Lis Blanc, Crespi Gym, Fabrizio Giannone

Diagramação
Abreu's System

CIP-BRASIL. CATALOGAÇÃO-NA-FONTE
SINDICATO NACIONAL DOS EDITORES DE LIVROS, RJ

T35c

Thedim, Fernanda
  Corpo novo, vida nova / Fernanda Thedim. – 1. ed. – Rio de Janeiro : Casa da Palavra, 2013.
  160 p. ; 21 cm

ISBN 978-85-7734-410-9

1. Emagrecimento. 2. Dieta de emagrecimento. 3. Exercícios físicos. I. Título.

13-03861
CDD: 613.25
CDU: 613.24

CASA DA PALAVRA PRODUÇÃO EDITORIAL
Av. Calógeras, 6, 1001 – Rio de Janeiro – RJ – 20030-070
21.2222 3167   21.2224 7461
divulga@casadapalavra.com.br
www.casadapalavra.com.br

SUMÁRIO

INTRODUÇÃO   7
O PESO DA OBESIDADE   17
CABEÇA DE GORDO   29
O OBESO É O NOVO FUMANTE   41
UMA GUERRA PARTICULAR   53
FÓRMULA MÁGICA NÃO EXISTE   67
DIETA DO BIQUÍNI   87
"A ALIMENTAÇÃO É A PROTAGONISTA DO EMAGRECIMENTO"   93
MALHAR É O MELHOR REMÉDIO   103
"QUALQUER EXERCÍCIO É MELHOR QUE NENHUM EXERCÍCIO"   115
TECNOLOGIA A FAVOR DA BALANÇA   127
OBESIDADE É DOENÇA   137
CORPO NOVO, VIDA NOVA   151

INTRODUÇÃO

Foi em uma tarde de domingo que tomei coragem. Pode parecer banal, eu sei, porém mais do que qualquer número na balança, conseguir vestir aquela calça jeans que estava intocada no armário havia oito anos seria meu maior troféu. Durante meia hora, ela ficou sobre a cama, me encarando. Precisava tomar coragem. Até que fechei a porta e, enfim, decidi enfrentá-la. Suava frio. Bem devagar, puxei a peça pela panturrilha. Ela passou. Puxei mais e subiu pelas coxas, mas com um pouquinho de dificuldade. Não vou negar: para conseguir fechar o zíper e abotoá-la, recorri à velha estratégia feminina de deitar na cama e encolher a barriga.

Quando levantei, ainda com a respiração presa, andei até a frente do espelho. Naquele momento me senti a pessoa mais vitoriosa do planeta. E, perdoe a completa ausência de modéstia, eu também estava me achando a mulher mais gata, linda e maravilhosa do universo. Faltam adjetivos para descrever aqui a felicidade que estava sentindo. Já pulei do maior *bungee-jumping* do mundo, saltei de paraquedas, desci corredeiras perigosas, experimentei os mais diferentes esportes radicais. Mas voltar a caber em uma roupa que há tempos não me servia mais foi uma das melhores sensações que já experimentei nessa vida. Estava a poucos quilos de vencer meu inimigo número um, a obesidade.

Durante a maior parte dos meus 30 anos, lutei contra os quilos extras e nunca havia encontrado forças para derrotá-los por completo. Desta vez foi diferente.

EM MAIO DE 2012, A BALANÇA REGISTRAVA 127 QUILOS, O QUE ME CREDENCIAVA COMO OBESA MÓRBIDA.

Alguém quer ser chamada de obesa? E ainda de mórbida? Quando o médico disse essas duas palavrinhas pavorosas, foi como se ele estivesse me dando um atestado com a palavra "FRACASSADA", assim mesmo, escrita em letras garrafais. Queria me esconder embaixo da mesa, de vergonha, do próprio médico até, porque sabia que a culpa de ter chegado àquele estágio era toda minha. E só de pensar no quanto tinha para perder, parecia que eu nunca iria conseguir, por mais que soubesse que precisava urgentemente emagrecer. Aliás, todo gordo sabe que precisa emagrecer. Além de todas as complicações sociais causadas pela obesidade – e posso falar? Não são poucas –, conhecia muito bem todas as doenças que ela poderia acarretar à minha saúde.

Na busca por uma silhueta menos roliça, me submeti a inúmeros tratamentos. Fracassei em quase todos. A cada vez que desistia, engordava ainda mais e mais. Sinto admitir isso, e só hoje consigo ter clareza do que acontecia, mas a comida me dominava por completo: ela era a protagonista dos meus momentos de lazer, do meu trabalho como crítica de gastronomia, das reuniões em família, dos papos com os amigos e até das minhas férias. Por anos, o destino das viagens era escolhido de acordo com o que eu poderia comer e beber no caminho. Isso incluiu quilômetros e mais quilômetros pelas rotas de vinhos da França, Califórnia e até Nova Zelândia; deslocamentos exclusivos para conferir *in loco* como era feito o queijo da Serra da Estrela, em Portugal, ou para acompanhar a caça pelas nobres trufas brancas nos campos italianos. Além de muitos euros e dólares gastos com longos menus-degustação assinados por cozinheiros estrelados pelo Guia Michelin. Minhas malas, a propósito, voltavam sempre com excesso por causa do carregamento de queijos, embutidos, molhos, temperos, geleias, acessórios de cozinha e quilos de livros de receitas que trazia na bagagem.

Tudo era motivo para comer. Não importava se estava feliz ou triste, se tinha vencido um campeonato ou tirado nota baixa em uma prova no colégio. É aí que reside uma das diferenças cruciais entre pessoas esguias e cheinhas:

O GORDO NÃO COME SÓ PARA MATAR A FOME, O GORDO COME PORQUE GOSTA DE COMER.

As consequências dessa comilança desenfreada estavam visíveis para quem quisesse ver. Com quase 130 quilos, eu não me locomovia com tanta agilidade, não encontrava roupa nem mais nas seções *plus size*, não conseguia fechar o cinto de segurança do avião. Não podia sentar em um restaurante sem medo de quebrar a cadeira, não subia um lance de escada sem bufar de cansaço, não tinha mais vontade de sair de casa para encontrar os amigos. Era uma vida de muitos "nãos". Nenhuma dessas situações era confortável, é óbvio. Pelo contrário. Ainda assim aceitei conviver com elas por muito mais tempo do que era necessário.

> **QUEM OLHA PARA FORA SONHA. QUEM OLHA PARA DENTRO DESPERTA.**
> CARL JUNG

A ideia apavorante de fazer a cirurgia de redução do estômago estava se tornando cada vez mais real, mas ainda havia uma luz no fim do túnel. Meu editor, o jornalista Maurício Lima, diretor de redação da revista *Veja Rio*, onde eu trabalhava, tinha uma ideia de pauta que poderia servir como um belo incentivo para virar esse jogo. Ele buscava um candidato para relatar quais eram os efeitos de uma dieta associada a exercícios físicos durante seis meses, com tudo pago pela revista, médicos, exames e um *personal trainer*. De toda a equipe não havia ninguém que estivesse precisando mais desse encorajamento do que eu.

Ainda assim, sabendo que precisava muito daquele incentivo, não tive coragem de aceitar de imediato. Lutei durante um bom tempo contra a ideia de levar a público uma fragilidade tão particular, que só dizia respeito a mim. Tinha vergonha da minha obesidade e da sensação de fracasso que carregava junto com ela. Não à toa, ninguém sabia o meu peso. Nem meus pais, nem os amigos, e muito menos meu marido – este era um segredo guardado a sete chaves entre mim e a balança apenas. Daí, de uma tacada só, eu iria revelar esse número de três dígitos para meio milhão de pessoas? À primeira vista, mesmo sabendo que a matéria só seria publicada caso eu conseguisse atingir a meta de quilos estipulada, era uma proposta mais assustadora do que tentadora. Mas meu chefe não desistiu fácil de mim. Toda semana, durante quase um ano, ele tentou incansavelmente me convencer.

Foi a sinceridade quase grosseira de uma amiga, a jornalista Isabela Abdalla, que me ajudou a virar o jogo contra esse pavor de reconhecer publicamente meu peso – afinal, gordo que é gordo mesmo não conta seu peso para ninguém. Estávamos almoçando em um restaurante de Ipanema, quando joguei na mesa a ideia da matéria. Entre uma garfada e outra disse que havia recusado a proposta em função da vergonha que sentia de revelar o quanto eu pesava. Sem pestanejar, ela retrucou: "Você não precisa dizer isso para ninguém, todo mundo já está vendo como você está gorda." Aquela afirmação deixou a mesa toda em silêncio. Todos ficaram sem graça, constrangidos pela sincera realidade da frase, dita sem a menor cerimônia. Mas ela estava certíssima. De quem eu achava que estava escondendo meu peso?

No mesmo dia voltei para o trabalho, fumei um cigarro longo e pensativo antes de subir (sim, eu ainda fumava), entrei na sala do meu chefe e disse que aceitava fazer a reportagem. Durante os próximos seis meses, eu passaria 24 horas sob a supervisão de dois profissionais, o endocrinologista Dr. Fabiano M. Serfaty e o educador físico Dudu Netto. O resultado da dieta aliada aos exercícios, somados a muita dedicação, força de vontade e persistência foram infalíveis, mesmo com alguns deslizes nesse percurso. Ao final desse período havia perdido 45 quilos e voltado a entrar naquela velha calça jeans. A dieta continuou por mais alguns meses até que atingi meu objetivo: em um ano me livrei de 55 quilos e passei a contar o quanto eu estava pesando com o maior orgulho.

> **EMBORA NINGUÉM POSSA VOLTAR ATRÁS E FAZER UM NOVO COMEÇO, QUALQUER UM PODE COMEÇAR AGORA E FAZER UM NOVO FIM.**
> CHICO XAVIER

Nas páginas a seguir eu narro em detalhes como foi esse período, todas as barreiras que precisei driblar para vencer a obesidade e como essa doença interferiu na minha vida, desde a infância. Não espere encontrar aqui um livro de dieta, com cardápio de alimentos, lista de receitas e tabelas de calorias, não se trata disso. Meu objetivo é contar uma história apenas, de alguém que lutou muito e continua lutando, dia após dia, contra o sobrepeso. Mais do que isso. Contar a experiência do ponto de vista de quem penou anos a fio com todas as consequências que o excesso de peso pode trazer. Ler dicas de boa forma de pessoas que não têm problema com a balança nunca me ajudou muito. É muito fácil dar conselhos para gordos quando se foi magro a vida inteira.

E não venham me dizer que perder dois quilinhos é difícil.

ANTES E DEPOIS

Os resultados obtidos durante um ano com a associação de dieta e exercício

ALTURA: 1,75

PESO

127 kg — − 55kg — 72 kg

IMC (Índice de referência: 18,5 a 25)

41,9 — − 18,4 — 23,5

MASSA GORDA (Índice de referência: 13,2kg a 21,1kg)

57,5 kg — − 41kg — 16,5 kg

MEDIDAS

BUSTO

106 cm — − 21cm — 85 cm

CINTURA

122 cm — − 57cm — 65 cm

QUADRIL

140 cm — − 45cm — 95 cm

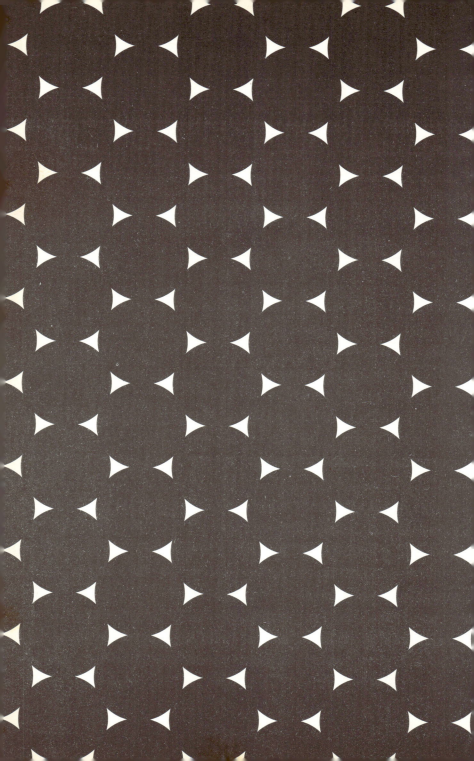

O PESO DA OBESIDADE

Estudei em colégio católico, um dos mais tradicionais do Rio de Janeiro. Estávamos na aula de música, no subsolo do prédio. A professora pediu que as meninas se dirigissem até a frente da sala e escolhessem uma música para cantar. Depois da apresentação, os meninos iriam eleger quem se saiu melhor. Ao final, ela perguntou em voz alta: quem vai votar na Fabiana? Sete meninos levantaram a mão. Ela era a princesinha da turma, uma graça. Baixinha, com um cabelo castanho, lindo e escorrido, cara de boneca. Daniela era alta, magra, cheia de atitude. Recebeu cinco indicações. Eu, bom. Eu tinha 6 anos e já era "a gordinha da turma", estigma que carreguei durante toda a fase escolar. Recebi um voto. Lembro até hoje, do Felipe, um garotinho que, mesmo com o deboche dos coleguinhas, insistiu em me trazer flores no dia dos namorados. Fim.

Essa é a grande história de amor que tenho para contar de toda a minha infância e adolescência. Não me lembro, durante a década seguinte, de nenhum outro garoto ter se interessado por mim. Nem ter demonstrado interesse, mesmo que remoto. Pelo contrário. Sempre fui motivo de chacota, deboche e indiferença por causa dos meus quilos extras. Algo similar com o que os especialistas de hoje intitulam como bullying? Talvez. Mesmo no terceiro ano, o último do colégio, com todo mundo já crescidinho, beirando os 18 anos, praticamente todas as carteiras tinham um, dois ou mais desenhos de mim na parte de trás do assento, que era revestido de um couro bege. Com uma caneta esferográfica, meus colegas de classe desenhavam uma bonequinha e colocavam meu nome logo embaixo. O corpo era representado por uma bola. A cabeça era outra bola, só que menor, assim como os braços e as pernas. Algo bem parecido com aquele bonequinho símbolo da Michelin.

UMA EM CADA TRÊS CRIANÇAS NO BRASIL SOFRE COM A OBESIDADE INFANTIL.

Todo mundo sabia dessa perversa tortura. E todos, alunos, inspetores, professores fingiam que não viam. Inclusive eu, que me mantive refém dessa humilhação pública por anos a fio sem me rebelar. Na verdade eu tinha medo. Se eu reagisse, levando uma reclamação à direção, por exemplo, correria o risco de me indispor com os colegas de classe. E não precisava ser nenhum gênio para deduzir que essa indisposição, muito provavelmente, se transformaria em novas formas, ainda mais cruéis, de me ridicularizar por causa da minha condição física. Instintivamente cheguei à conclusão de que, naquela situação, aceitar era menos arriscado e mais confortável à minha sobrevivência escolar.

SE PUDESSE, ENTRAVA E SAÍA INVISÍVEL DO COLÉGIO PARA QUE NINGUÉM REPARASSE NOS MEUS **QUILOS EXTRAS.**

Não preciso nem dizer que não sinto a menor saudade dessa época. Se não é fácil ser um adulto gordo, imagine ser uma criança.

Tentava reverter esse quadro, sem muito esforço, reconheço. Durante toda a minha adolescência, foram incontáveis as vezes em que sentei na sala de espera de nutricionistas e endocrinologistas. Já sabia de cor e salteado tudo que eles iriam perguntar, falar e prescrever. Desde quando eu estava com sobrepeso? Como era minha rotina alimentar? Se eu praticava ou não exercícios? Alguns arriscavam uma postura mais austera com perguntas do tipo: "Você quer ser gorda para a vida toda?" A seguir, em geral, chegava a hora mais temida: a da pesagem. Subia naquela balança mecânica e assistia ao médico passar o pesinho de 80 para 90, de 90 para 100, de 100 para 110... e depois os gramas, 100, 200, 300, 400, 500... até que aquela agulha se estabilizasse. Por fim, as recomendações práticas. Mesmo pulando de médico em médico, a dieta em si não mudava muito. Em geral, eles liberavam hortaliças, verduras e legumes, com exceção do trio abóbora, batata e beterraba, acompanhados de carnes magras, de preferência assadas ou grelhadas, sem nenhum pingo de gordura, para ficar bem sem graça mesmo. E junto, olha que maravilha, eu poderia me fartar de tanto comer alface, abobrinha e brócolis.

QUATRO EM CADA CINCO CRIANÇAS ACIMA DO PESO SERÃO OBESAS NA FASE ADULTA.

Eu até comia tudo isso, mas como alguém era capaz de me pedir para trocar o bife acebolado com batata frita pelo peito de frango com brócolis no vapor? Aquela situação na escola me incomodava sim, mas eu era praticamente impotente frente ao hambúrguer da cantina na hora do recreio e ao pacote de biscoito recheado que engolia todo dia depois do almoço vendo TV. Era só vê-los para querer devorá-los na mesma hora. Quantas vezes não pensei comigo mesma: nasci na época errada. Não teria sido muito mais fácil encarar o mundo com esse apetite todo quando as dobras sobressalentes eram indício de fertilidade e, por consequência, sinônimo de saúde e beleza para a sociedade? As telas de Rembrandt com mulheres gordinhas estão aí para provar que já houve uma época, sim, em que ter quilos a mais era muito mais bonito do que ter quilos a menos.

> **É MAIS FÁCIL CONSTRUIR UM MENINO DO QUE CONSERTAR UM HOMEM.**
> CHARLES CHICKGOVIN

Ir ao consultório de nutricionistas e endocrinologistas acabou virando um ritual, que se repetia a cada seis meses. Algumas vezes por iniciativa própria, muitas outras por pura insistência dos meus pais e avós. Afinal, esse era um problema que preocupava a todos que estavam a minha volta. Passei praticamente a minha vida inteira ouvindo da minha família que precisava emagrecer. Eles não estavam errados, mas toda vez que algum deles vinha sugerir que eu fosse a um médico novo, que alguém havia indicado depois de ter sucesso na sua dieta, eu já torcia o nariz. Mas para não discutir e prolongar aquela discussão infindável de que eu precisava me cuidar, pedia para marcar e ia. Saía até animada da primeira consulta. Sublinhava na lista de alimentos permitidos aqueles de que eu mais gostava e enchia a geladeira. Fazia a mesma coisa com a lista de exercícios indicados pelo médico.

Aquela empolgação inicial, no entanto, tinha prazo de validade. Durava uma semana no máximo. Bastava o fim de semana chegar para eu começar meu processo de autossabotagem. Pensava assim: ah, uns biscoitinhos não farão diferença. O problema é que aqueles três biscoitinhos viravam seis, nove, doze. Isso se transformava num efeito cascata. Se já tinha comido aquele pacote de biscoito na tarde de sábado, poderia abandonar a dieta no jantar também e só retomar no domingo. Afinal, aquele dia já estava perdido. Nem sempre eu tinha ânimo para voltar à dieta no dia seguinte, afinal domingo não combina com frango grelhado e salada. Era sempre melhor esperar a próxima segunda-feira chegar. Nesse jogo de empurra-empurra, eu poderia deixar para terça, quarta... E nessa brincadeira inconsequente, acabava abandonando a dieta da vez para sempre.

Conclusão: aos 12 anos eu já pesava 80 quilos.

DURANTE TODA A MINHA INFÂNCIA E NOS ANOS SEGUINTES ME TORNEI REFÉM DAS MINHAS GULOSEIMAS PREFERIDAS.

E quando digo refém é refém mesmo, no sentido literal da palavra, porque eu não tinha – ou não queria ter – controle nenhum sobre a minha própria gula. Tomar a iniciativa de abrir o armário de biscoitos era mais forte do que eu. Só anos mais tarde me dei conta de como essas guloseimas podem ser nocivas à saúde: elas estão lotadas de açúcar, que é um ingrediente altamente viciante. Por isso que eu comia três, seis, nove biscoitos e ainda queria mais. Para piorar, a lógica do mercado, segundo especialistas, é a seguinte: quanto mais açúcar tem um produto, mais ele vende. É claro que ninguém vai economizar na sua arma secreta.

Disseminado na dieta ocidental durante a colonização europeia da América do Sul, o açúcar ganhou espaço à mesa como adoçante no lugar do mel e das frutas graças ao seu sabor agradável e o potencial energético. Tanto que durante a Revolução Industrial era o ingrediente principal das compotas e geleias usadas para fazer os sanduíches que os operários americanos e europeus levavam para as fábricas.

Se consumido em excesso, porém, o açúcar é mais prejudicial à saúde do que a própria gordura, que por anos ocupou o topo da lista negra dos alimentos. Acontece que ele tem uma absorção três vezes mais rápida do que a gordura. E quanto mais rápida a absorção do organismo, mais rápido o indivíduo sentirá fome novamente, voltando a atacar a geladeira e a despensa em um intervalo de tempo bem menor do que o recomendado. Segundo a teoria, nosso corpo só precisa do açúcar que é encontrado nos alimentos *in natura* como as frutas. Deveríamos consumir, no máximo, 10% do total de calorias ingeridas em forma de açúcar. Os brasileiros, atualmente, já consomem 16% da sua dieta em forma de açúcares.

> **A ADVERSIDADE É A MELHOR ESCOLA.**
> DISRAELI

Com toda sorte de guloseimas empacotadas com seus super-heróis preferidos, os pequenos, realmente, não poderiam passar imunes. Acrescente ao açúcar das bebidas lácteas e biscoitos recheados as gorduras saturadas, a maneira mais fácil e barata de garantir a textura e o crocante dos salgadinhos de pacote. E mais doses cavalares de sal, que ressaltam o sabor e ainda estendem o prazo de validades desses alimentos. O resultado dessa equação é assustadora: a incidência de obesidade infantil mais do que dobrou em 20 anos de acordo com o Instituto Brasileiro de Geografia e Estatística (IBGE). Se em 1989, 15% das crianças na faixa dos 5 aos 9 anos estavam acima do peso ideal, em 2009 esse número pulou para preocupantes 35%. A pior notícia vem a seguir. A cada cinco adolescentes obesos, quatro continuarão com excesso de peso na fase adulta. Infelizmente, eu fiz parte desta estatística.

Quando entrei na faculdade, aos 18 anos, já pesava mais de 100 quilos.

VALE ASSISTIR

O documentário **Muito além do peso** mostra como a evolução da obesidade infantil está prejudicando a saúde das crianças. O filme começa com um garoto de 4 anos que para de fazer chilique ao receber dos pais um copo de refrigerante e um saco de batatas fritas. Disponível em **www.muitoalemdopeso.com.br**.

SOLUÇÕES CASEIRAS

Sete práticas simples que estão ao alcance de qualquer pessoa e podem ajudar a remediar a obesidade infantil:

1. Não encha o armário de guloseimas.
2. Deixe os alimentos hipercalóricos para o final de semana.
3. Sirva as refeições em pratos individuais ao invés de colocar travessas e panelas sobre a mesa.
4. Não coma na frente da TV ou do computador.
5. Leve a criança à feira ou ao supermercado para estimular a curiosidade sobre os alimentos.
6. Varie a forma de preparo dos alimentos.
7. Não use a comida como instrumento de consolo ou barganha.

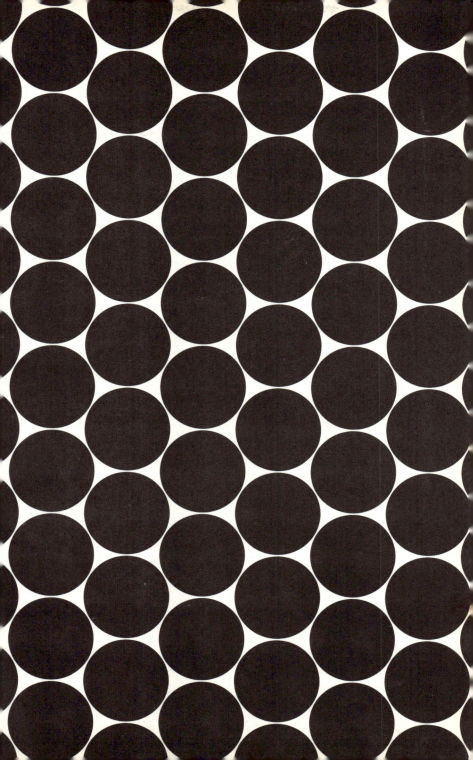

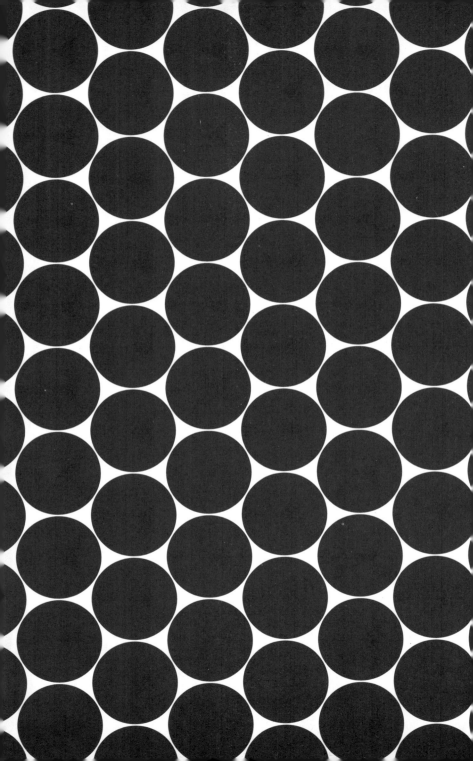

CABEÇA DE GORDO

Depois de fazer todas as perguntas convencionais, a nutricionista pediu que eu tirasse a roupa e ficasse só de calcinha e sutiã. Ela me examinou, tirou todas as minhas medidas, a pressão, os batimentos e então pediu que eu fosse até a frente do espelho. Cara a cara com minha silhueta roliça, perguntou o que eu estava vendo. Respondi que me via. Ela então seguiu com as questões: "E você se acha bonita?" De bate-pronto, e com um quê de indignação, até, respondi: "Me acho linda!"

Pode parecer contraditório, mas mesmo gorda, nunca me achei feia por causa disso. Sabia que estava acima do peso sim, que era discriminada por isso no colégio, que o sobrepeso podia trazer danos à minha saúde. Ainda assim, ao olhar no espelho, me achava bonita. Talvez por isso, sempre tenha sido tão difícil encarar com êxito um tratamento de longo prazo. É claro que tinha consciência de que estava a léguas e léguas de ser uma Gisele Bündchen da vida, mas como sempre tive um rosto bonito, mesmo gorda, isso contribuía para elevar minha autoestima.

> **!**
>
> **O TRANSTORNO DE AUTOIMAGEM ACONTECE QUANDO EXISTE UM DESAJUSTE ENTRE A IMAGEM QUE A PESSOA FAZ DE SI MESMA E A REAL.**

Brinco que eu sempre tive "altoestima". Neste sentido, acho que o esporte teve uma importância fundamental para que eu desenvolvesse autoconfiança e não sofresse tanto com a hostilidade social provocada pela obesidade. Comecei a jogar vôlei aos 6 anos na escolinha do condomínio, fui federada pelo Flamengo e depois parti para as competições na areia. Na quadra não importa se você é gordo ou magro; o que está em jogo é o seu desempenho com a bola, a sua habilidade em trabalhar em grupo, a calma e a frieza necessárias para reverter um placar negativo. E eu, modéstia à parte, era muito boa em tudo isso. Liderava minha equipe, conseguia desestabilizar os adversários com jogadas inteligentes, e só desistia do jogo quando ele, de fato, tinha acabado. Certa vez, a Mônica Rodrigues, medalha de prata na Olimpíada de Atlanta e mulher do Jorjão Barros, que era o meu treinador, me disse: "Sabe por que você não tem vontade de emagrecer? Mesmo gorda, você ganha todos os campeonatos."

Pode acreditar, tenho as medalhas guardadas até hoje para comprovar.

Sinceramente, nunca fui infeliz por ser gorda. Na verdade aprendi a driblar, dentro do possível, as consequências da obesidade. Jogava luz sobre as coisas boas que aconteciam comigo e fazia delas motivo de comemoração. O que era ruim, como o bullying no colégio, a falta de namorados, a dificuldade para comprar roupa, eram minimizadas dentro do meu HD interno. Não dava bola, simples assim. Fazia o máximo para ignorar e não dar valor a esses contratempos, por mais que lá no fundo eles me atingissem sim.

O problema é que ao contrário de perder, ganhar peso é muito mais fácil. Basta comer à vontade, tudo que se vê pela frente, sem se preocupar com a qualidade ou a quantidade. Era exatamente isso que eu fazia. E o estrago só aumentava. Comia sem limites, sem pensar, sem me dar conta de quando já estava satisfeita, não importava o que fosse. No café da manhã um pão francês não bastava. Eram dois, três, besuntados de bastante manteiga. No almoço ou no jantar, não podia sobrar espaço no prato. E raramente eu deixava de repetir. Entre uma refeição e outra, era capaz de fazer uma nova refeição à base de biscoitos, salgadinhos e sanduíches.

É bem verdade que meu fraco sempre foram os salgados, mas depois que você entra nesse estado de abstração com o que está comendo, os doces só vêm a somar a esse catastrófico cardápio. Pode reparar também que pessoas acima do peso costumam ter um fraco por pratos bem condimentados, usando e abusando dos temperos à mesa, do sal ao ketchup, passando por outros molhos industrializados. Um dos motivos para isso é que, de tanto comer, as papilas gustativas dos obesos costumam ser menos sensíveis, como acontece também com os fumantes. Com isso, esses dois grupos acabam exagerando nas quantidades para conseguir sentir o gosto da comida.

TRANSFORME AS PEDRAS EM QUE TROPEÇAS NAS PEDRAS DA TUA ESCADA.
SÓCRATES

Minha trajetória profissional não ajudou a reverter esse quadro. Estava no último período da faculdade de jornalismo quando consegui uma vaga temporária na revista *Veja Rio*, para colaborar com uma edição especial. Nessa época, estava menos gorda, com uns 85 quilos talvez. Mas acho que minha chefe na época, a jornalista Cristina Grillo, percebeu o apreço que eu tinha pelo tema e me convidou para assumir o posto de crítica de gastronomia da revista, que havia vagado nesse meio tempo. Minha função: eu deveria visitar todos, isso mesmo, todos os restaurantes do Rio de Janeiro para dar minha opinião sobre a comida. Para quem sempre gostou de comer, parecia o trabalho dos sonhos.

Por semana eu fazia, pelo menos, umas dez refeições fora de casa. Mas que ninguém pense que eu chegava a um restaurante e fazia como as pessoas normais. Valendo-me do propósito de avaliar aquele estabelecimento, durante oito anos, tempo em que ocupei o cargo, eu comia tudo o que tinha e não tinha direito. Pedia entrada, prato principal, mais do que um muitas vezes, e sobremesa, sem antes ter devorado todo o couvert. Isso quando não havia um menu-degustação à disposição dos comensais, sequências de pratos que, em muitos casos, passavam facilmente dos dez, doze pratos, em miniporções. Era uma verdadeira maratona gastronômica e calórica. Não me lembro, nem uma única vez, de ter deixado comida no prato. Ou de ter parado de comer porque já estava satisfeita. Somando meus lanchinhos nada básicos a esta conta, eu excedia facilmente a recomendação diária de calorias.

EM UM ÚNICO DIA ERA CAPAZ DE CONSUMIR 6 MIL CALORIAS, QUASE O TRIPLO DO NECESSÁRIO PARA UMA PESSOA NORMAL.

A verdade é que eu sempre tive cabeça de gordo, independente do meu trabalho. Desde que me conheço por gente, a comida nunca foi uma fonte de energia para manter o corpo em funcionamento, como deveria ser. Comia a qualquer hora. Depois de receber uma nota ruim no colégio ou de ganhar um campeonato de vôlei. Para compensar um dia de trabalho estressante. Ou mesmo para comemorar uma promoção. Comia sozinha, escondida. Não tinha a menor cerimônia de encher o prato ou de repetir mais de uma vez, mesmo na frente de um grande grupo de amigos.

> **O PESSIMISTA VÊ DIFICULDADE EM CADA OPORTUNIDADE; O OTIMISTA VÊ OPORTUNIDADE EM CADA DIFICULDADE.**
> WINSTON CHURCHILL

Nunca entendi como as amigas que terminavam um relacionamento emagreciam quilos e quilos. Como assim? Se você está triste, não te dá mais vontade de comer? De preferência algo bem saboroso, capaz de te confortar de tão gostoso. Ao traçar uma barra de chocolate belga in-tei-ri-nha, um crepe vazando Nutella pelas beiradas ou um sonho de padaria, daqueles bem gordos e polvilhado com bastante açúcar, era como se eu estivesse fazendo um cafuné em mim mesma. A partir de um determinado momento na minha vida, e isso se deu bem cedo, a comida virou uma válvula de escape para quase tudo: coisas boas ou ruins. Fiz essa associação instintivamente, não sei exatamente o porquê e nem quando, mas acho que foi assim que passei a depender emocionalmente da comida.

Olhando para trás também tenho a ligeira impressão de que eu não enxergava, de fato, como aquela comilança desenfreada estava me deformando. Tenho poucas fotos de quando estava gorda, até porque, vamos combinar?, quem está muito acima do peso costuma fugir de fotografias. Mas pegando as poucas fotos em que apareço, não me reconheço nelas. É como se fosse outra pessoa. Por que havia sido tão displicente comigo mesma? Como havia chegado àquele estágio? Será que meu marido não tinha vergonha de sair comigo? Com quase 130 quilos, eu transportava um excesso de peso equivalente a dez sacos de arroz, dos grandes, daqueles de 5 quilos. Alguém consegue imaginar o que são dez sacos de arroz a mais no seu corpo?

Realmente, era muita coisa, mas eu não conseguia ver isso com clareza. Encontrei uma pista para tentar entender essa questão faz bem pouco tempo, por acaso, vendo uma série apresentada pelo

Dr. Drauzio Varella no Fantástico, que foi exibida no início de 2013. Em um dos capítulos, o médico descreveu o caso de duas meninas afetadas por distúrbios relacionados ao corpo. A primeira desenvolveu um quadro de bulimia aos 12 anos que se transformou, mais tarde, em anorexia. Ela já estava em tratamento havia dois anos, na batalha diária para ingerir mais calorias. Já a segunda sofria de vigorexia, quando o indivíduo se acha magro demais e desenvolve uma obsessão pela malhação e músculos definidos. Com vergonha do próprio corpo, ela estava há meses sem sair de casa com o marido e a filha.

O que me chamou mais atenção é que as duas se olhavam no espelho e não conseguiam entender que, uma já estava magra o suficiente e a outra, forte demais. De certa forma, era exatamente esse o meu caso, só que às avessas. Eu me olhava no espelho e não conseguia enxergar que era uma obesa mórbida. Construí outra imagem de mim mesma, completamente distorcida da realidade. É o que os especialistas chamam de Transtorno Dismórfico Corporal ou Transtorno de Autoimagem. Isso acontece quando existe um desajuste entre a imagem que a pessoa faz de si mesma e a real, criando uma deformação da própria realidade que, em muitos casos, pode desencadear distúrbios alimentares como anorexia, bulimia e vigorexia.

Muita gente trata com descrença esses problemas, como se fossem apenas sinônimos de uma vaidade exacerbada. Mas a coisa é séria. A taxa de mortalidade relacionada à bulimia, talvez o mais comum desses distúrbios frente à incessante busca pelo corpo magro e perfeito cobrado pela nossa sociedade, é bastante elevada: leva de 15% a 20% dos pacientes à morte.

Embora as causas do Transtorno de Autoimagem ainda não sejam conhecidas, acredita-se que ele pode ser desenvolvido a partir de acontecimentos como abuso físico ou sexual na infância, problemas dermatológicos crônicos, histórico de ansiedade ou depressão, fatores responsáveis por causar o desequilíbrio nos níveis da serotonina e outros neurotransmissores cerebrais.

SABIA QUE ESTAVA GORDA SIM, MAS NÃO CONSEGUIA ENXERGAR AQUELES 127 QUILOS NO MEU CORPO.

TESTE — VOCÊ TEM CABEÇA DE GORDO?

Responda às questões e descubra a resposta da pergunta acima

1. Sua vida mudaria totalmente sem os quilos extras?
☐ Sim
☐ Não

2. Sente mais prazer em jantar fora do que ir ao parque, a festas ou ao cinema?
☐ Sim
☐ Não

3. Costuma fazer muitos lanchinhos ou comer fora dos horários das refeições?
☐ Sim
☐ Não

4. Não se exercita porque não gosta de nenhum tipo de atividade física?
☐ Sim
☐ Não

5. Desdenha de pessoas que estejam sempre de dieta ou falem muito sobre o assunto?
☐ Sim
☐ Não

6. A quantidade de trabalho é um dos responsáveis por desencadear os maus hábitos alimentares?
☐ Sim
☐ Não

7. Costuma assaltar a geladeira de madrugada ou comer escondido?
☐ Sim
☐ Não

8. A culpa da sua última dieta não ter dado certo é dos médicos e nutricionistas que não souberam o que receitar para você?
☐ Sim
☐ Não

9. Não faz questão de comer verduras e legumes nas refeições principais?
☐ Sim
☐ Não

10. Você costuma dar justificativas para amigos e familiares por causa dos quilos extras?
☐ Sim
☐ Não

RESULTADO

VOCÊ MARCOU SIM:

até 3 vezes
Você comete alguns deslizes dignos dos gordos, mas seus hábitos ainda estão longe de fazer com que você se torne um deles. Parabéns!

entre 4 e 7 vezes
Atenção, é hora de repensar alguns hábitos, que são prejudiciais a sua saúde. Cuidado com os quilos extras que podem estar se acumulando aos poucos.

8 ou mais vezes
Se você ainda não está gordo, papai do céu é muito generoso com você. Desculpe a sinceridade, mas já era para estar. Repense alguns hábitos para reverter essa situação.

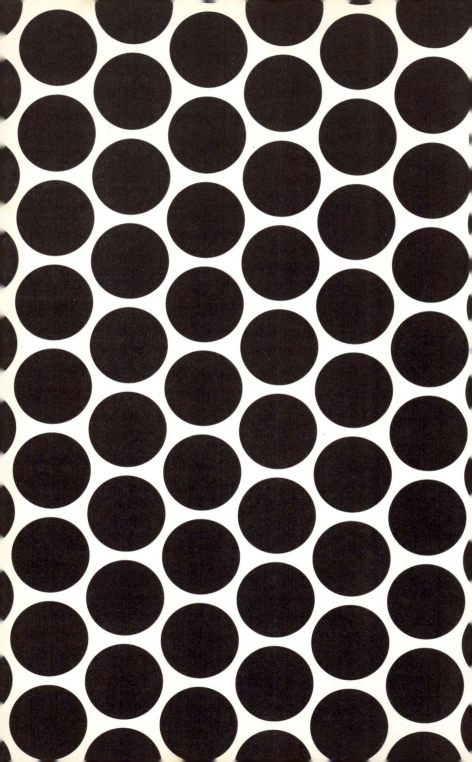

O OBESO É O NOVO FUMANTE

O salão do restaurante estava lotado e o único lugar vago era em um banco de madeira para duas pessoas. Foi ali que eu e uma amiga nos sentamos. Parecia confortável e seguro o suficiente para o almoço de domingo. Pedidas as bebidas e os pratos de entrada, um estrondo atraiu a atenção de todos. Naquele instante, todos os olhares se voltaram para a minha direção. As pernas do banco, do lado que eu havia me sentado, não suportaram meu peso e se partiram ao meio. O móvel havia ruído como se tivesse sido implodido.

Lá estava eu, estatelada no chão em meio a um silêncio esmagador que só tornava aquela situação ainda mais humilhante. Só conseguia pensar na queda das Torres Gêmeas – como se eu mesma fosse um edifício recém-desabado que deixava todos à volta espantados e boquiabertos com o episódio. Quem assistiu à cena tentava disfarçar o constrangimento enquanto outro banco era providenciado, mas era impossível não notar no ambiente os sentimentos de pesar que aquela situação despertou nos outros comensais. Gostaria de dizer que essa foi a primeira vez que passei por uma situação tão constrangedora por causa dos meus quilos extras. Mas não foi.

O mundo, definitivamente, não está preparado para os gordos. Existem até grandes campanhas sendo feitas pelas lojas de departamentos para divulgar as seções com roupas criadas para esse público, que hoje já representa quase metade da população brasileira, mas sejamos sinceros, nem elas caem bem em quem está muitos e muitos quilos acima do ideal. Grande parte do meu guarda-roupa, de fato, vinha das seções *plus size* dessas lojas. O resto era feito com uma costureira, para quem eu enviava metros e mais metros de tecido e pedia para reproduzir em escala modelos grandes e largos que, só na minha cabeça, disfarçavam as dobras avantajadas.

Me vestir, no entanto, era a menor das minhas dificuldades. Por mais que tentasse não dar muita bola para os inconvenientes diários na vida de uma pessoa obesa, nunca sabia se iria passar pela catraca do ônibus, entalar na roleta da entrada do prédio, fechar o cinto de segurança no avião ou até mesmo quanto tempo a cadeira do trabalho iria resistir ao meu peso sem partir ao meio. Quebrei umas quatro.

O PÂNICO DO RIDÍCULO ERA CONSTANTE, **EM TODOS OS LUGARES.**

Acabei desenvolvendo técnicas de sobrevivência para driblar esses obstáculos do dia a dia. Ônibus deixou de ser uma opção de meio de transporte, por mais que minha casa ficasse a uma reta do meu trabalho. Quando chegava lá, precisava passar pela catraca na ponta do pé e de lado. Prendia a respiração, encolhia a barriga e levantava a bolsa. Essa era a única forma de conseguir entrar ali porque a largura do meu quadril já havia, há tempos, ultrapassado a largura da roleta.

NO AVIÃO, ERA SÓ PASSAR PELAS PRIMEIRAS POLTRONAS **PARA SENTIR O MEDO NO AR** QUE MINHA PASSAGEM PROVOCAVA.

Com olhar de pânico, as pessoas me olhavam, ou desviavam o olhar, certamente pensando: "Será que ela vai se sentar aqui e acabar com o meu conforto?" Porque, sim, quando um gordo se espreme na cadeira do avião, inevitavelmente compromete o conforto do passageiro ao lado. Quando passava, ainda à procura do meu assento, tinha certeza do alívio que provocava naqueles que já estavam sentados.

Os obstáculos no meu caminho não eram só esses. Da porta de entrada no restaurante até a escolha da mesa, eu tinha segundos preciosos para investigar o terreno. Em instantes, encontrava o lugar mais resistente para me acomodar. Se houvesse um sofá ocupado, pedia para trocar com quem estivesse nele. Se a cadeira fosse de madeira, prestava atenção à espessura das pernas e até ao tamanho dos parafusos. Fazia isso instintivamente, já. Se fosse de plástico, era pura adrenalina. Durante muito tempo, situações corriqueiras do meu dia a dia se transformaram em um verdadeiro filme de suspense. Muitas vezes, eu sei que é triste, sem final feliz.

> **O ÊXITO CONSISTE EM IR DE FRACASSO EM FRACASSO SEM CAIR NO DESESPERO.**
> WINSTON CHURCHILL

Some a esses inconvenientes diários o preconceito social que o gordo sofre. Em uma sociedade como a nossa, em que a imagem é supervalorizada, é como se os obesos tivessem algum desvio de caráter por conta dos quilos a mais. Não foram poucas as ocasiões em que senti o olhar de reprovação das pessoas por estar fora do peso. Era só eu pegar uma sobremesa depois do almoço para notar o que estava passando pela cabeça das pessoas magras da mesa ao lado: "Comendo esse doce, também, tinha que ser gorda mesmo." Ainda assim, não me intimidava frente a um cheesecake de frutas vermelhas ou uma torta musse de chocolate. Colher em punho, não deixava nem uma migalha no prato para contar história.

É COMO SE ESTIVÉSSEMOS VIVENDO EM UMA ÉPOCA EM QUE BELEZA VIROU SINÔNIMO DE MORAL.

Em uma entrevista que li recentemente na revista Lola, a psicanalista Joana de Vilhena Novaes, coordenadora do Núcleo de Doenças da Beleza do Laboratório Interdisciplinar de Pesquisa e Intervenção Social da PUC-Rio e autora dos livros *O intolerável peso da feiura* e *Com que corpo eu vou?*, defende exatamente essa teoria: "O olhar de repreensão, de censura e nojo já se tornou comum e corrente. Somos tão bombardeados com belas imagens que acaba predominando a ideia de que as pessoas são a imagem que elas passam, diferentemente de poucas décadas atrás, quando tínhamos outros balizadores – as ideias, a produção. Você será uma pessoa obstinada ou preguiçosa em função da aparência que tem. Trata-se de um fenômeno que atribui características morais depreciativas em razão da aparência do sujeito. A beleza se tornou um dever, e você será um vencedor, uma pessoa obstinada, ou um preguiçoso sem-vergonha, por causa de sua aparência. Nesse estado lipofóbico, a pessoa gorda pode ter o melhor currículo do mundo, mas facilmente é vista como desleixada, preguiçosa, lenta. Ser desleixado é a pior coisa para o marketing pessoal num mundo em que as pessoas se autopromovem o tempo todo."

O discurso dela pode soar exagerado, mas está bem longe disso. Posso dar até um exemplo prático. Um publicitário paulista que está sempre com o cabelo impecável e apresenta um *reality show* na TV com candidatos que competem para trabalhar em sua empresa, já declarou, publicamente inclusive, que não contrataria funcionários obesos. Pela sua teoria, os quilos extras denotariam que aquela pessoa não tem empenho nem para cuidar do próprio corpo, que dirá das suas atribuições profissionais. A opção de Roberto Justus poderia soar altamente preconceituosa, mas ele não está sozinho nessa.

Pesquisadores da Faculdade Notre Dame, na Califórnia, reuniram um grupo de alunos para que eles escolhessem seu novo mestre. Os currículos dos candidatos traziam a formação profissional, as últimas experiências, os cursos de especialização e mais uma informação que, pelo visto, é completamente decisiva em um processo de seleção.

Entremeada em meio aos dados pessoais, estava o peso e a altura de cada profissional. Conclusão do estudo: mesmo com qualificação similar, os professores obesos foram preteridos em favor dos concorrentes que estavam com o peso dentro dos parâmetros estipulados pela sociedade.

> **A ÚNICA COISA QUE DEVEMOS TEMER É O PRÓPRIO MEDO.**
> FRANKLIN D. ROOSEVELT

Depois que encontrei essa pesquisa, fiquei pensando: realmente, durante toda a minha faculdade, nunca passei por um grande processo de seleção, daqueles organizados por grandes empresas de RH. Tirava boas notas nas provas de conhecimentos gerais, português, inglês, mas acabava ficando para trás após fazer as dinâmicas de grupo. Não posso afirmar com total certeza, mas desconfio que meus quilos extras estavam diretamente relacionados com esses resultados. Só conseguia o trabalho, e foi dessa forma que cheguei à *Veja Rio*, quando conseguia marcar uma entrevista direta com meu futuro chefe.

> **SOU CONTRA A PROIBIÇÃO. SOU A FAVOR DA CONTINUAÇÃO DO PROCESSO DE SELEÇÃO DARWINISTA DAS PESSOAS POR MEIO DO CONSUMO DE BEBIDAS COM AÇÚCAR.**
> JERRY SEINFELD

Mais um dado vem colocando os gordos na berlinda: o sobrepeso está se tornando um problema de saúde pública. De acordo com dados do Ministério da Saúde, o Sistema Único de Saúde gasta anualmente 488 milhões de reais com doenças relacionadas à obesidade. Isso porque existe uma extensa lista de distúrbios associados ao excesso de gordurinhas. Vai da diabetes à hipertensão arterial, passando pelo acidente vascular cerebral, a embolia pulmonar e uma série de tipos de câncer, renal, esofágico, gástrico, no pâncreas, no ovário...

Para melhorar a qualidade de vida da população e reduzir os prejuízos ao sistema financeiro, os governantes estão levantando guerra contra a obesidade, assim como fizeram com os fumantes há uma década. As autoridades inglesas, por exemplo, proibiram a publicidade de produtos com alto teor de sal, gordura e açúcar durante programas infantis na TV. Com intuito semelhante, o prefeito de Nova York, Michael Bloomberg, tentou vetar a venda de copos de refrigerantes com mais de 500 mililitros na cidade em restaurantes e salas de cinema. Causou polêmica. Na época, o comediante americano Jerry Seinfeld rebateu publicamente: "Sou contra a proibição. Sou a favor da continuação do processo de seleção darwinista das pessoas por meio do consumo de bebidas com açúcar."

O problema é que dos 190 bilhões de dólares gastos por ano com a obesidade nos Estados Unidos, estima-se que um quinto desse prejuízo seja causado apenas pelos açúcares usados nas bebidas doces. Realmente, é muito comum ver copos de um litro à venda nas lanchonetes daqui e de lá. Isso quando você não pode enchê-lo uma, duas, três ou quantas vezes quiser, pagando um único preço por isso. No entanto, o ingrediente, defendem os especialistas, deveria estar na mesma categoria de outras drogas viciantes como o álcool, a nicotina e a cocaína, todas substâncias tóxicas e com alto potencial de abuso e dependência.

Por aqui, a iniciativa mais relevante veio do próprio Ministério da Saúde, que firmou um acordo com a indústria alimentícia para reduzir em dezesseis grupos de alimentos o teor de sódio, eficiente como nenhum outro ingrediente para estender a validade dos produtos industrializados e ressaltar o sabor. Com a medida, a previsão é de que até 2020 saiam 20 mil toneladas de sódio das prateleiras dos supermercados e que as pessoas reduzam o consumo de 12 gramas para 5 gramas por dia. O sal é apontado como a principal causa de hipertensão, mal que provoca 8 milhões de mortes todos os anos ao redor do planeta.

> **A PESSOA GORDA PODE TER O MELHOR CURRÍCULO DO MUNDO, MAS FACILMENTE É VISTA COMO DESLEIXADA, PREGUIÇOSA, LENTA.**
> JOANA DE VILHENA NOVAES

OS MELHORES AMIGOS DA OBESIDADE

Porque eles são tão usados na nossa alimentação, qual a quantidade recomendada diariamente e as consequências do consumo excessivo.

AÇÚCAR

Porque é usado: provoca sensação de prazer, causando dependência, assim como o álcool, a nicotina e a cocaína.

Quantidade recomendada por dia: 10% da ingestão calórica diária.

Consequências do consumo excessivo: aumentou em 70% o número de mortes por diabetes nos últimos 20 anos.

GORDURA

Porque é usado: responsável por conferir textura e "crocância" aos produtos industrializados.

Quantidade recomendada por dia: 10% do total de calorias ingeridas por dia.

Consequências do consumo excessivo: de acordo com o Ministério da Saúde, cerca de 30% dos brasileiros têm colesterol alto.

SAL

Porque é usado: é a forma mais barata de ressaltar o sabor e estender a validade dos alimentos.

Quantidade recomendada por dia: 2 gramas por dia.

Consequências do consumo excessivo: é a principal causa da hipertensão, responsável por 8 milhões de mortes por ano no mundo.

UMA GUERRA PARTICULAR

Você tem o rosto tão bonito, por que não emagrece? Essa foi a pergunta que mais ouvi ao longo de toda a minha vida. O que eu sempre tive vontade de responder foi "porque não consigo". Simples assim. Apesar de todo o preconceito que essa questão traz a cada palavra, sempre me contive para não ser grosseira. Agradecia a parte elogiosa da frase e dava um sorriso sem graça como quem diz: "É verdade, porque nunca pensei nisso."

Era óbvio que pensava nisso. Todos os dias da minha vida. Tentava contornar as adversidades do corpo obeso da melhor forma possível, sem dar tanta importância a elas e evitando que isso afetasse minha autoestima, mas é claro que queria desfrutar dos privilégios de uma vida magra. Afinal, quem não gosta de vestir uma roupa e se sentir confortável dentro dela? Quem não gosta de andar na praia sem que as gordurinhas estejam pulando pelas beiradas do biquíni ou da sunga? Quem não gosta, seja homem ou mulher, de andar pela rua e despertar a atenção? A pergunta, na verdade, é: quem gosta de se sentir excluído de um padrão de beleza que todos têm como o ideal?

Carente dessas sensações, que são absolutamente banais para algumas pessoas, tentei de tudo.

FIZ TODAS AS DIETAS MILAGROSAS QUE VIRARAM MODA: SOPA, SUCO, PONTOS, NOTAS, ATKINS, SOUTH BEACH, DUKAN, TIPO SANGUÍNEO... E FRACASSEI EM TODAS ELAS.

Com dezenas de tentativas frustradas, e como, a cada desistência eu só engordava mais, cheguei a cogitar mais de uma vez me submeter à cirurgia de redução de estômago. Li inúmeras matérias, ouvi relatos de amigas que passaram pelo procedimento e cheguei até a pegar o contato de alguns especialistas na técnica.

Essa cirurgia, à primeira vista, é muito tentadora porque parece a grande salvação da lavoura. É como se o mal fosse cortado pela raiz, já que no dia seguinte ao procedimento o indivíduo não conseguirá mais comer a quantidade de antes. Algumas pessoas chegam até a engordar para poder fazê-la, como se esse fosse o caminho mais curto e fácil para alcançar uma silhueta esguia. O problema é que ela só reduz o estômago e não a vontade de comer. Com o tempo, as pesquisas vêm mostrando, cresce cada vez mais o número de pessoas que voltaram a engordar, mesmo operadas. Por mais que 127 quilos e o status de obesidade mórbida me credenciassem fisicamente para entrar na faca, sempre tive muito medo de processos cirúrgicos, de qualquer tipo, o que ainda me afastava dessa possibilidade.

> **QUANDO SE TEM UMA META, O QUE ERA OBSTÁCULO PASSA A SER UMA DAS ETAPAS DO PLANO.**
> GERHARD ERICH BOEHME

Com tantas tentativas frustadas e tantos quilos a perder, eu tinha a sensação de que nunca iria conseguir vencer essa guerra contra a balança. Fazer uma dieta de longo prazo sem cair em tentação já na primeira semana e desistir de tudo não é tão simples quanto as pessoas magras podem imaginar. No meu caso, precisei chegar ao fundo do poço, ou melhor, aos 127 quilos. Precisei cair da cadeira, entalar na catraca, enfrentar inúmeras humilhações públicas e passar por situações extremamente desconfortáveis até tomar uma decisão definitiva de reverter esse quadro e mudar de vida.

Esta, no entanto, é uma decisão muito particular de cada um que, pode acreditar, independe completamente da pressão das pessoas a sua volta. Você só vai fazer dieta se quiser e estiver disposto a passar por todos os sacrifícios desse processo.

TODA AQUELA COBRANÇA FAMILIAR PARA QUE EU EMAGRECESSE SÓ ME DEIXAVA MAIS ANSIOSA, FAZENDO COM QUE EU COMESSE MAIS E MAIS.

Era como se essas pessoas, que queriam o meu bem sim, esfregassem o dedo em uma ferida aberta, que eu fazia de tudo para esconder, de todo mundo. Essa autoestima exacerbada que eu sempre exibi era na verdade uma forma de evitar julgamentos quanto à minha condição física fora dos padrões. Se eu era feliz gorda, por que todo mundo queria que eu emagrecesse? Eu tentava passar essa imagem, mas lá no fundo não era bem essa a realidade.

Para entrar nessa guerra e vencê-la, um fator, no entanto, é essencial. Sem força de vontade seria impossível abdicar de todos aqueles hábitos que, aparentemente, eram motivo de extrema felicidade. Precisei abrir mão de pegar as friturinhas com as quais me servia deliberadamente no bufê a quilo do almoço. Precisei abrir mão dos lanchinhos calóricos à base de salgados quentinhos e bolos fofinhos, na companhia do pessoal do trabalho no meio da tarde.

Precisei abrir mão dos jantares nababescos, assinados por chefs estrelados, para os quais era convidada quase diariamente.

A FORÇA DE VONTADE FUNCIONA COMO UM MÚSCULO: QUANTO MAIS EXERCITADO, MAIS FORTE ESTARÁ PARA RESISTIR ÀS TENTAÇÕES.

Durante um tempo foi difícil sim, mas necessário abrir mão da minha vida social e me afastar de qualquer situação que pudesse me colocar na berlinda. No meu caso, não tinha jeito. Eu me conheço o suficiente para saber que num bar, restaurante, ou em um almoço de domingo na casa de amigos a chance de cair em tentação, pelo menos no início do processo, era muito grande. Bastava um pãozinho aqui, um brigadeirinho ali, para acabar desanimando, colocando em risco todo o meu processo de emagrecimento mais uma vez. Optei pelo radicalismo. Preferi me isolar socialmente a fracassar mais uma vez.

Ok, estava me controlando na hora do almoço, levava meu próprio lanche, evitava o barzinho e o restaurante. Ainda assim, havia mais provas a vencer. Já tinha abdicado do cargo de crítica de gastronomia, mas continuava recebendo na redação todo o tipo de comidinha, que os donos de padarias, docerias, sorveterias e restaurantes me mandavam para experimentar. Olhava para aquelas caixas com dez tipos de brigadeiro, cada um mais lindo e aparentemente gostoso que o outro, e chegava a salivar. O diabinho que habita em mim se ouriçava todo e dizia no meu ouvido: "Um só não vai fazer mal nenhum." Mas um anjinho em forma de colega de redação disse, certa vez, brincando, que bastava eu sentir o aroma para matar o desejo. Não é que essa técnica acabou funcionando? Toda vez que chegava algo de chocolate, eu cheirava e, de certa forma, não que fosse a mesma coisa, já conseguia sentir um gostinho. Não é nada bonito o que eu vou dizer, mas acabei desenvolvendo o hábito de cheirar a comida.

Depois que a dieta engrenou, já com uns três meses seguindo à risca todas as recomendações médicas, comecei a arriscar umas saidinhas. Se já estava até driblando uma caixa inteira de brigadeiros, poderia voltar a frequentar o barzinho com os amigos no pós-expediente. Era aí que começava outra prova de resistência. Não ligava tanto para os chopes e as caipirinhas que chegavam à mesa. Meu olho crescia mesmo era com as porções de pastéis, bolinhos e batata frita. Na mesma hora, não podia perder tempo, escolhia a maior salada disponível no cardápio e pedia uma limonada atrás da outra. Com bastante gelo, garçom. Meus amigos já até sabiam o porquê do pedido: para ter algo para ficar mastigando depois.

Levei ao pé da letra o que os cientistas chamam de volição. Trata-se de uma função psicológica, dizem os especialistas, por meio da qual o indivíduo adota estratégias para alcançar um determinado objetivo. Seria algo semelhante com o que nós, leigos, chamamos popularmente de força de vontade, determinação ou motivação, tanto faz. O que pouca gente sabe é que a nossa força de vontade funciona como um músculo: quanto mais exercitado, mais apto estará para resistir às tentações. Seja dormir mais, estudar menos ou comer deliberadamente.

Isso explica por que toda vez que passava com sucesso por uma dessas provações alimentares eu me sentia mais forte para dar continuidade à dieta. Se já tinha conseguido resistir à sobremesa depois do almoço, poderia passar impune pela vitrine de salgadinhos no final da tarde e me satisfazer com algo menos calórico em prol do meu objetivo final. O inverso também aconteceu – muitas vezes, inclusive. Quanto menos exercitado o tal músculo da força de vontade, mais fácil será ceder. Não à toa, depois de cometer o primeiro vacilo era muito mais fácil cometer o segundo e o terceiro. Já que a dieta tinha ido por água abaixo por causa desses deslizes, por que não adiar seu início, novamente, para a próxima segunda-feira?

Um dos principais estudos já realizados para testar a força de vontade e o autocontrole dos seres humanos frente a tentações triviais do nosso dia a dia foi realizado pelo Departamento de Psicologia da Universidade de Stanford na década de 1970. Crianças entre 4 e 6 anos eram colocadas sozinhas em uma sala durante 15 minutos com um único e irresistível marshmallow à sua frente. Se quisessem, poderiam comer o doce no mesmo instante. Se esperassem por 15 minutos, ganhariam como recompensa pelo tempo aguardado uma segunda porção de marshmallow.

Bastou o pesquisador sair da sala, para algumas delas se atracarem com o doce em seguida. Outros disfarçavam, cheiravam, davam voltas ao redor da mesa, fechando os olhos para não cair de boca imediatamente. Ao final, dois terços da turma avaliada, formada por 653 crianças, haviam sucumbido à tentação nos primeiros minutos da experiência. O mais interessante é que anos depois parte do grupo voltou a ser entrevistado. Chegou-se à conclusão de que aqueles que tiveram força de vontade para controlar o impulso da satisfação imediata quando crianças haviam tido mais sucesso, tanto pessoal, quanto profissional, na vida adulta.

Não foi só para resistir à comilança que precisei trabalhar minha força de vontade. Precisei muito dela para sair da minha zona de conforto e mudar alguns hábitos que já estavam praticamente enraizados na minha rotina. Todo final de semana, por exemplo, costumava encontrar os amigos para tomar um café da manhã daqueles de hotel, só que em algum café ou padaria bacaninha. Comecei então, instintivamente, a buscar atividades que tirassem o foco da comida, que me ajudassem a dispensar menos tempo e atenção às refeições.

> **A PERSEVERANÇA NÃO É UMA LONGA CORRIDA; ELA É MUITAS CORRIDAS CURTAS, UMA DEPOIS DA OUTRA.**
> CHARLES W. ELIOT

O marido da minha melhor amiga havia entrado na escolinha de *body board* do Marcus Kung, um dos precursores do esporte no Brasil, e resolvi experimentar. Lá estava eu, às oito da matina de um sábado na praia, começando a aula com uma corrida de 2 quilômetros na areia. Depois vinha uma sessão de alongamento e uma bateria de quinhentas abdominais. Mesmo que eu tentasse enrolar, tanto o Kung como o Marcelão, o outro professor, ficavam no meu pé, conferindo minha contagem de abdominais em voz alta. Só então entrávamos na água. Com todo aquele peso, eu mal saía do lugar, tinha muita dificuldade para me locomover.

Enquanto todo mundo já havia passado a arrebentação, eu ainda estava batendo perna com as ondas quebrando na minha cabeça. E a cada vez que descia uma onda, mesmo que sem muito jeito, tinha que voltar tudo de novo. Chegava ao fundo do mar bufando, praticamente sem ar e sem forças nas pernas.

Eram duas horas de atividades ininterruptas, em meio a uma turma completamente heterogênea que estava ali para desfrutar dos benefícios de uma atividade saudável e extremamente prazerosa, em meio a um cenário com o qual eu sempre tive total empatia, a praia. Isso me fez muito bem. Em vários sentidos. Aquele mau humor que sentia todo dia de manhã, por exemplo, passou. E o melhor: desviei o foco da comida para me dedicar a uma atividade extremamente saudável. Meu dia começava com outra energia e meus finais de semana ganharam vida nova. Fiquei ainda mais animada em dar sequência à minha dieta, que era meu grande objetivo.

À MEDIDA QUE FUI ADQUIRINDO NOVOS HÁBITOS, A COMIDA DEIXOU DE OCUPAR O POSTO DE PROTAGONISTA DA MINHA VIDA.

MUDE O FOCO

Cinco estratégias para desviar a atenção da comida:

1. Reorganize sua agenda.

2. Procure uma atividade prazerosa.

3. Estabeleça objetivos realistas.

4. Evite situações de perigo à mesa.

5. Exercite a força de vontade.

PERIGO À MESA

Hábitos alimentares que podem destruir sua dieta:

1. CAIR DE BOCA NO COUVERT

Os pãezinhos chegam quentinhos e irresistíveis. Impossível manter o autocontrole, certo? E eles nunca vêm sozinhos. Tem sempre uma manteiga, uma pastinha e uns frios para acompanhar. Sem perceber, chega-se a somar 400 calorias à refeição.

2. BEBER SUCO DE LARANJA À VONTADE

Ele é saudável sim, mas altamente calórico. Para produzir um copo do suco é preciso, em média, espremer quatro laranjas. São 220 calorias, mais que uma latinha de Coca-Cola. Caloricamente, vale mais a pena investir na limonada com adoçante.

3. REGAR A COMIDA COM AZEITE

Rico em ácidos graxos monoinsaturados, ele atua na prevenção de doenças cardiovasculares e ainda contribui para a manutenção de níveis saudáveis do colesterol. Uma colherinha do alimento com 10 mililitros, no entanto, tem quase 100 calorias.

4. USAR MOLHOS PRONTOS NA SALADA

Apesar de pouco calóricos, eles são ricos em sódio, substância que induz à retenção de líquidos no organismo. Prefira usar molhos à base de frutas, temperos e especiarias para dar mais sabor aos alimentos.

5. LIBERAR A BEBIDA NO FIM DE SEMANA

Aquele papo de que vai ser só um chopinho raramente se faz verdade. Se o papo estiver bom, são duas, três, quatro ou até mais tulipas. Numa conta grosseira, sem contar o petisco que geralmente acompanha, é o equivalente a quase 800 calorias, uma refeição extra.

6. COMER UM BISCOITINHO NO LANCHE

O problema não é só o número de calorias. Com altos índices de carboidratos, aqueles biscoitos feitos com açúcar, gordura e farinha branca são rapidamente digeridos pelo organismo. Conclusão: pouco tempo depois a fome estará de volta.

7. ENCERRAR A REFEIÇÃO COM UMA BELA SOBREMESA

Elas são desnecessárias, mas deliciosamente apetitosas. E engordativas também. Um pedaço de torta, por exemplo, tem em média 400 calorias. Se consumida diariamente, ao final de um mês ela será responsável por somar mais 1,5 quilo na balança.

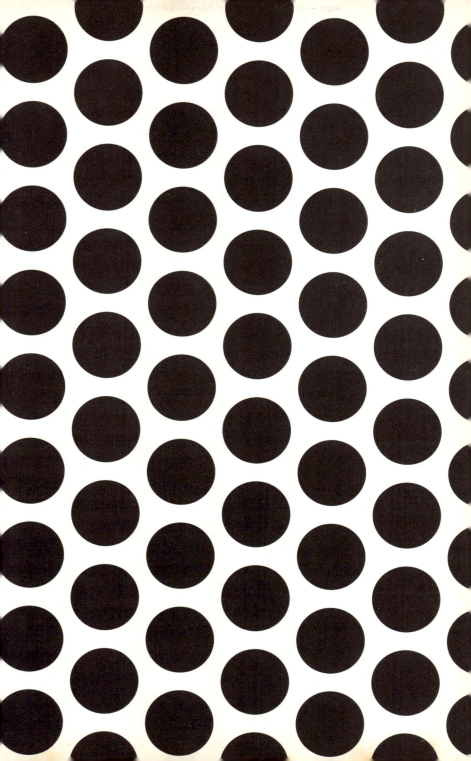

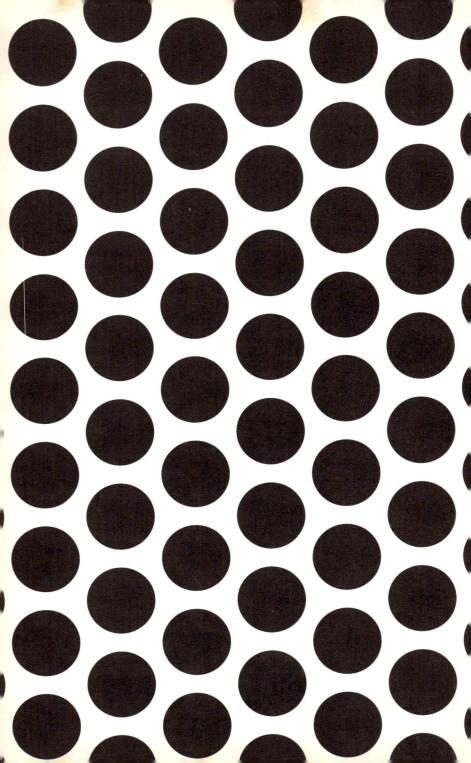

FÓRMULA MÁGICA NÃO EXISTE

Não vou mentir: na tentativa de deixar a obesidade para trás já tomei todo o tipo de remédio para emagrecer. Acredito na eficácia da medicação, sempre sob supervisão médica, mas sou a prova viva de que ela não será a protagonista dessa história. Afinal, por mais que você se encha de pílulas e cápsulas, não há como perder peso sem criar um déficit de calorias, seja através da alimentação ou de exercícios físicos. Todo mundo já está careca de saber que não tem como emagrecer sem fechar a boca ou movimentar as pernas. Entre outras tantas, essa é a primeira lição importante que tirei dessa vida em busca de um corpo saudável: fórmula mágica, definitivamente, não existe.

A segunda lição. Dieta boa é aquela que melhor se adequa aos seus gostos, hábitos e necessidades. Um exemplo: certa vez decidi fazer a dieta da sopa, que começou a pipocar pela internet como se tivesse sido desenvolvida por pesquisadores da USP. Começava com um dia só de sopa. Noutro, sopa e banana. No terceiro, poderia incluir um bife no entediante menu. Não passei desse dia. A pergunta era: por que havia me metido a fazer uma dieta à base de sopa se nunca gostei de sopa, mesmo quando não estava de dieta? Gosto de ver a comida, de mastigar, de sentir os sabores e as texturas de cada alimento. E a tal sopa, com praticamente uma horta de verduras e legumes cozidos e batidos no liquidificador, tinha um cheiro de aipo tão forte que fico embrulhada até hoje só de pensar nela.

O fato é que nunca consegui resistir a um período longo à base de dietas com restrição de calorias muito drásticas. Talvez por isso sempre tenha me dado melhor com dietas proteicas, que não restringem calorias, nem quantidades, mas delimitam o consumo de determinados grupos de alimentos. Se por um lado você corta certos ingredientes do cardápio, por outro lado você come à vontade outros tantos. Sim, é isso mesmo: você come à vontade. E aqui nesse caso o "come à vontade" não se restringe apenas à coluna de hortaliças e verduras, como na grande maioria das dietas. Você come à vontade – como é bom repetir isso – tudo o que o garçom da churrascaria trouxer no espeto. E ainda emagrece, sem precisar passar fome.

Isso não é mágica. A explicação: sem a ingestão de alimentos com carboidratos, que é de onde sai o açúcar que é transformado em energia, o organismo começa a queimar os depósitos de gordura como fonte energética para manter o corpo ativo e em funcionamento. Esse processo é chamado de cetose. Um dos problemas dessa dieta, no entanto, é que a ingestão de alimentos com uma quantidade maior de carboidrato interrompe o processo. Para retomá-lo demora em média 72 horas até que o corpo entenda novamente que não terá novos carboidratos para digerir.

APÓS 72 HORAS SEM INGERIR CARBOIDRATO, O ORGANISMO INICIA O PROCESSO DE CETOSE, QUEIMANDO A GORDURA PARA GERAR ENERGIA.

Priorizando as proteínas, a perda de peso acontece de forma muito mais rápida, já que se cria um atalho até as nossas gordurinhas. Porém, o emagrecimento acelerado, alguém há de levantar essa lebre, vai contra um dos lemas mais disseminados nos consultórios de endocrinologistas e nutricionistas, de que dietas lentas e graduais são melhores. Essa é uma crença que está na mira dos cientistas. Segundo estudos comandados por pesquisadores dos Estados Unidos e da Dinamarca, estabelecer metas ambiciosas é mais eficaz para se obter sucesso em um processo de emagrecimento.

Depois de acompanhar um grupo de voluntários por pelo menos um ano, chegou-se à conclusão de que a turma que havia optado por dietas de longo prazo não conseguiu perder tanto peso. A turma do devagar e sempre desistiu de avançar no tratamento antes do que aqueles que haviam estabelecido metas mais ambiciosas e emagreciam logo nas primeiras semanas. De fato, subir na balança no primeiro mês da dieta e me deparar com menos 10 quilos foi o estímulo que eu precisava para seguir adiante animada com o regime. No segundo mês, idem: lá se foram mais 8. No terceiro mais 6. Estava começando a desfazer aquela impressão de que perder tantos quilos seria uma missão impossível.

Porém, não é tão fácil assim abrir mão de ingredientes básicos na nossa alimentação cotidiana, como pão, arroz e macarrão. Fora salgadinhos, biscoitos e os chocolates. Nos primeiros dias de dieta, tive a sensação que permanecer sem esses alimentos seria humanamente impossível. Não só pelo desejo de comer um pãozinho no café da manhã, mas pelas próprias reações do corpo à falta dele. Sentia mau humor súbito, como se eu fosse capaz de voar na primeira pessoa que passasse na minha frente com um pão de queijo. Também senti calafrios e dores de cabeça muito forte, principalmente no período da tarde, na hora do lanche, porque é muito difícil encontrar uma alternativa *low carb* à venda nos cafés e lanchonetes.

À medida que os primeiros dias sem carboidrato foram passando, meu organismo começou a dar sinais de que havia entendido o que estava acontecendo. A partir de agora, ele precisava retirar energia de outras fontes, no caso, o meu estoque de gordura, para continuar funcionando. Já no final da primeira semana, meu humor então se reestabeleceu, as dores de cabeça passaram e aquela vontade incontrolável de me atracar com o primeiro pãozinho que passasse a minha frente, veja só, começou a ficar controlável. Não à toa, passei seis meses ininterruptos dando preferência às proteínas na minha alimentação. Se fosse impossível, como muita gente acredita, convenhamos, não teria passado nem do primeiro mês.

Essa dependência extrema que criamos com o carboidrato (leia-se pães, massas e doces) se dá porque ele ativa as áreas do nosso cérebro ligadas ao prazer, provocando a mesma sensação de bem-estar e felicidade obtida com o uso de drogas. Funciona assim: esses alimentos são mais rapidamente digeridos, transformam-se em açúcar e liberam dopamina no sangue, um neurotransmissor que ao chegar ao sistema nervoso central gera o efeito instantâneo de prazer. Ao entender que aquele alimento provoca bem-estar e felicidade, o cérebro então armazena essa sensação na memória e quem foi o responsável por ela. Em prol da repetição daquele momento de extrema satisfação, o cérebro te convence de que precisa de mais. É daí que vem aquela vontade irresistível de comer um chocolatinho ou um pãozinho. Moral da história: quanto mais carboidratos você ingerir, mais necessidade vai sentir dele.

Em compensação, quando esse ciclo é quebrado, acontece exatamente o inverso. A dependência do carboidrato acaba e seu cérebro passa a conviver pacificamente com a ausência dele. Tive toda essa aula na minha primeira consulta com o Dr. Fabiano M. Serfaty, professor do Iede (Instituto Estadual de Diabetes e Endocrinologia). Além de tirar todas as minhas dúvidas sobre a dieta, ele me ouviu por quase duas horas. Relatei tudo o que pudesse ajudá-lo a entender de onde vinha a minha compulsão por comida. Foi praticamente uma sessão de terapia.

Contei que era uma frequentadora assídua de endocrinologistas desde muito cedo, que fui uma criança e uma adolescente gordinha, que sofria bullying no colégio por causa disso, e que emagrecia e engordava sem parar. Aos 18 anos, perdi meu único irmão em um acidente trágico e o ponteiro da balança disparou novamente. Nesse momento, ele fez uma pausa na minha narrativa. Queria saber mais detalhes desse episódio. Nunca fiquei muito à vontade para falar sobre esse assunto e também não entrei nos pormenores com ele porque, no fundo, sentia uma culpa muito grande. Eu era um ano mais velha que o Lipe e a gente estava naquela fase de brigar como cão e gato. Por tudo. Nunca contei isso a ninguém, mas um dia, depois de mais uma briga, num arroubo de infantilidade e extrema perversidade disse a ele que queria que ele morresse. E ele morreu. E ele morreu sem que antes eu tivesse conseguido pedir perdão por ter dito aquilo. Não era verdade, Lipe.

> **PRIMEIRO PASSO INDISPENSÁVEL PARA CONSEGUIR O QUE VOCÊ QUER: DECIDA O QUE VOCÊ QUER.**
> BEN STEIN

O Lipe sempre foi uma criança extremamente generosa. Ele economizava o dinheiro da mesada e volta e meia aparecia com um presente para mim. Lembro até hoje, sempre com lágrimas derramadas às escondidas, de um adesivo, no formato de uma borboleta, verde e prateada, que ele comprou na banca de jornal e me deu para colocar na coleção que eu guardava em um álbum. Não sei se, um dia, vou conseguir me perdoar por ter dito aquilo. Guardo essa culpa e essa mágoa no peito, como se eu tivesse fincado uma faca em mim mesma. E ela dói de verdade, até hoje.

Depois do acidente, minha família estava acabada. E eu, que já tinha problemas com a compulsão pela comida, só me vi mais dependente dela. Alguns anos depois – continuei a narrar para o Dr. Serfaty – embarquei em uma nova dieta, do meio para o final da faculdade de jornalismo, e consegui chegar aos 85 quilos, mas aí veio meu primeiro emprego. Por ironia do destino, só podia ser, virei crítica de gastronomia. Logo eu, que amava comer? Sim, durante oito anos eu tive uma desculpa profissional para comer sem limites. E mesmo já estando abstraída do cargo, continuava obesa. Enfim, lá estava eu, na frente de mais um endocrinologista para minha extensa lista. Desta vez com meu recorde de quilos acumulados: 127, 60 deles de pura gordura e com 41,9% de IMC, o que me qualificava como obesa mórbida.

TUDO É DIFÍCIL ANTES DE SE TORNAR FÁCIL.
JOHN NARLEY

Diante de toda a minha história, ele foi muito hábil nos objetivos estipulados. Em vez de estabelecer como meta todos os quilos que eu tinha em excesso, montamos um calendário com objetivos semanais. Realmente, com tantas tentativas frustradas, era muito mais fácil acreditar que eu conseguiria perder 2,5 quilos na próxima semana e, ao final de um mês, quem sabe, uns 10. Ainda assim, eu insistia em perguntar quantos quilos eu deveria perder no total. Ele então insistia para que eu não pensasse nisso e focasse meus esforços nos 2,5 quilos da primeira semana apenas. Imaginar que você precisa perder 55 quilos, realmente, só tornaria meu objetivo mais difícil e longínquo. Para isso, deveria priorizar a ingestão de proteínas.

Diferente da dieta do Dr. Atkins, criada na década de 1960 pelo americano Robert Atkins, e da dieta do Dr. Dukan, que virou febre recentemente, depois que a princesa Kate aderiu ao método, a dieta do Dr. Serfaty era bem menos radical e, portanto, mais fácil de ser levada adiante. Nas duas primeiras dietas citadas acima, é preciso passar um tempo só à base de proteínas, sem nenhuma opção além disso. Sou devota de uma churrascaria, mas só carne e queijo não dá para mim, mesmo que só por poucos dias, como recomenda o aclamado método do Dr. Dukan.

No cardápio do Dr. Serfaty, mesmo na fase inicial estavam liberados, além das folhas, determinadas verduras e alguns legumes, que possuem uma pequena quantidade de carboidrato, mas possuem. Isso faz com que você não zere a ingestão de carboidrato, o que te deixa mais disposto também.

Assim, poderia comer à vontade, já nos primeiros dias, abobrinha, aspargo, berinjela, brócolis, couve-flor, quiabo, vagem e todas as cores de pimentões. Pode acreditar: faz uma tremenda diferença colocar um verdinho no prato que não seja só alface, agrião ou rúcula. Outro ponto importante era o tipo de proteína que eu deveria priorizar na minha alimentação, as magras. Ou seja, nada de consumir picanha, linguiça e costela desenfreadamente em todas as refeições. Elas eram permitidas sim, mas não deveriam ser o foco, em função da gordura de cada um deles. Sejamos francos, depois de três dias à base de bacon e ovo mexido no café da manhã, você não suporta mais começar o dia com essa combinação.

Brincava com meus amigos que estava fazendo a dieta do biquíni. Estávamos em maio, eu com 127 quilos, e meu objetivo era perder ao menos 45 quilos em seis meses. Assim ficaria na faixa dos 82 quilos e poderia trocar o maiô pelo biquíni no próximo verão. O apelido ganhou ainda mais força depois que descobri: 1) que meu médico costumava atender boa parte das atrizes que posavam de biquíni na capa da revista *Boa Forma* e 2) que dietas proteicas são excelentes para perder os excessos nas regiões localizadas. Isso acontece porque, como o corpo vai buscar energia nos nossos estoques de gordura, essas áreas acabam secando mais rápido do que em uma dieta convencional. Ou seja, se persistisse nas proteínas, além de ter uma perda de peso acelerada, eu ainda conseguiria me livrar dos acúmulos na barriga, culote e coxas, regiões que praticamente todas as mulheres lutam para deixar mais sequinhas.

NÃO CAIR NA MESMICE DO BIFE COM SALADA NO ALMOÇO E OMELETE DE QUEIJO NO JANTAR FOI MEU GRANDE DESAFIO DURANTE A DIETA.

Nos Estados Unidos, como se trata de um método popular de emagrecimento, já é possível encontrar uma série de produtos industrializados nos supermercados com baixos índices de carboidratos. São os chamados alimentos *low carb*. As opções vão de pão a macarrão. Por aqui, ainda não temos tamanha oferta. Por isso, para sair da tríade ovo mexido com bacon no café, bife com salada no almoço e omelete de queijo no jantar, é preciso usar toda a sua criatividade na cozinha.

Nesse sentido, seus maiores aliados serão os legumes e as verduras permitidos já na primeira fase. Um palmito pode ser filetado para virar um espaguete. Lâminas de berinjela viram massa de lasanha. No canelone, entram em cena fatias de abobrinha para envolver o recheio de queijo e presunto. A couve-flor, depois de levemente cozida e passada pelo triturador, fica com o aspecto de um arroz, que ganha um toque extra com creme de leite fresco e queijo, em uma versão autoral que batizei de arroz à piamontese *low carb*. Com criatividade, é possível, sim, sair da mesa feliz, mesmo fazendo dieta. À venda em algumas lojas de produtos naturais encontram-se ainda alguns tipos de farinhas sem carboidrato, feitas de vegetais, que podem substituir a versão tradicional no preparo de pães, panquecas e massas. A mais utilizada delas é a fibra de soja.

Uma hora é desesperadora nessa dieta. É aquela hora em que bate a vontade por um docinho. Como na primeira fase as frutas não são permitidas, você vira refém da gelatina e suas variações. Misturava clara de ovo batida em ponto de suspiro para fazer uma versão aerada. Misturava creme de leite para fazer uma espécie de musse. Misturava cream cheese e inventava um cheesecake. O Dr. Serfaty me indicou também uma sobremesa pronta, de cream cheese com goiabada da Danúbio (pode anotar essa dica) que, segundo o rótulo, tem apenas 2,9 gramas de carboidrato. Comprava em lotes e abastecia a geladeira com potes e mais potes dele.

O segredo é criar ou encontrar opções com as quais você fique satisfeito. Para mim, não existe sair da mesa com fome ou sem ter gostado da comida. Afinal, o almoço sempre foi a hora mais feliz e aguardada do meu dia. Como almoçava quase diariamente em um restaurante a quilo, tinha a opção da comida japonesa, que virou uma alternativa ao frango com salada. Pedia ao sushiman vinte sashimis de salmão e mais dez peças de um enrolado em alga com cream cheese e salmão, mas sem o arroz. Tinha dias que ele inventava algumas coisas especiais para mim, um enrolado com pepino, ou um temaki com vários peixes. Bastava acrescentar shoyu – light, sempre –, umas fatias de gengibre, raiz-forte, gergelim e saía dali feliz da vida e bem-alimentada.

O objetivo da dieta, na primeira fase, quando a perda de peso é mais acentuada, podendo chegar a até 3,5 quilos por semana, era não ultrapassar a cota de 20 gramas diárias de carboidrato. Já na segunda fase, quando entram em cena carboidratos do bem como pães e massas integrais, essa cota diária pula para 40 gramas. Acabei virando uma hábil leitora de rótulos e embalagens. Em vez de duas horas para fazer as compras do mês, levava o dobro. Sempre conferindo, produto a produto, as quantidades de carboidrato em cada alimento.

Foi assim que descobri uma série de produtos com muito pouco carboidrato que passei a consumir na hora do lanche. Era o momento mais difícil do dia. Enquanto no café você pode comer queijos e ovos, no almoço e no jantar saladas e carnes, no lanche não há tantas opções. Afinal, ninguém tira um bifinho da bolsa às cinco da tarde para comer na mesa do trabalho. Durante algum tempo, as barrinhas de oleaginosas, os saquinhos de amendoim e uma bananada zero, todos eles com apenas

6 gramas de carboidrato, viraram meus melhores amigos nessa hora.

    A propósito: um dos segredos para não ser pego de surpresa quando a fome bater, e acabar jogando no lixo todo o esforço de dias de dieta, é carregar essas opções de lanchinho a tiracolo. Andava com uma caixinha de Polenguinho na bolsa, daquelas de oito unidades. Cada unidade tinha 1 grama de carboidrato, então se pegasse um baita engarrafamento na volta do trabalho para casa, não precisava sucumbir aos saquinhos de biscoito que os ambulantes vendem nos sinais de trânsito. A mesma lógica vale em casa: encha a geladeira com tudo o que é permitido, muitos queijos, frios, conservas, deixe saladas e sopas prontas. Assim, ao chegar sem paciência de cozinhar, haverá opções que farão com que você pense duas vezes antes de cometer um deslize sem motivos.

    Com o decorrer da dieta, é normal que, por mais que se faça tudo certinho, a perda de peso comece a diminuir com o passar dos meses. Nas duas primeiras semanas saí do consultório com menos 3 quilos e muito motivada a continuar. Nas seguintes com 2,5, 2, 1,5, 1... Levando em conta os 45 quilos eliminados em seis meses, perdi pouco mais de 1,5 quilo por semana. Mas tinha semanas em que o ponteiro da balança simplesmente não se mexia. Eu chegava no consultório e, mesmo tendo feito tudo certinho e sem ter cometido nenhum vacilo, permanecia com o mesmo peso da última semana. Era como tomar aquele banho de água fria. Dá um desespero, uma vontade de jogar tudo para o alto. Afinal de contas você está se sacrificando sem ver resultado. Era como se meu organismo já tivesse se acostumado com aquela alimentação. Mas aí está mais um segredo de uma dieta de longo prazo: você não pode desanimar. Você vai ter que superar inúmeros obstáculos e esse é só mais um deles. Quando meu peso estagnava, e isso aconteceu algumas vezes, fazia exatamente o contrário do que meu cérebro me induzia: aplicava uma injeção de ânimo em mim mesma e dava um gás no processo. Cortava meus lanchinhos *low carb*, por exemplo, ou acentuava o gasto calórico com malhação para tirar meu organismo desse platô.

Além de uma perda de peso acelerada, o Dr. Serfaty também já havia me alertado que essa dieta faria muito bem para a minha saúde. Óbvio que não acreditei que uma alimentação à base de carne e queijo poderia fazer bem. Minhas taxas, por algum milagre da natureza, estavam todas dentro dos padrões, mas achei que, no mínimo, meu colesterol iria subir. Estava completamente enganada. Ao final do processo, foi uma agradável surpresa abrir o envelope com os resultados do meu exame de sangue. Meus triglicerídeos haviam diminuído para 80 mg/dl e o colesterol, melhor ainda, para 176 mg/dl, quando os índices limítrofes são 200 mg/dl e 239 mg/dl, respectivamente. No meu caso, a dieta da proteína só fez bem à saúde.

MESMO COM TODA A FORÇA DE VONTADE, A DETERMINAÇÃO E O EMPENHO, É HUMANAMENTE IMPOSSÍVEL NÃO COMETER DESLIZES.

Durante uma dieta que se alonga por meses, uma hora, acredite, você vai cair em tentação. Não tem como fugir. E por mais que eu procurasse não me expor a situações de risco, evitando o barzinho no pós-expediente e os almoços de fim de semana, não havia como me livrar por completo. O aniversário de 2 anos do meu filho foi uma dessas ciladas em que caí. O que eu podia fazer quando me deparava com todas aquelas bandejas que circulavam repletas de coxinhas, quibes e bolinhas de queijo? Parecia que eles tinham vida própria e gritavam para mim: me coma, me coma, me coma! Não resisti, confesso. O desejo e a gula, dessa vez, haviam sido mais fortes do que eu.

Escondido dos fiscais que acompanhavam minha dieta, porque quando você está de dieta todo mundo fica na sua cola, me esbaldei com essas friturinhas como se não houvesse amanhã. Entrei na cozinha, sem cerimônia, e comi um, dois, três, quatro, cinco, dez, com a mesma voracidade de alguém que estava no deserto há dias sem beber água e, finalmente, havia se deparado com um oásis à sua frente. Foi tão bom. Senti um prazer extremo ao colocar cada um daqueles salgadinhos na boca.

No entanto, segundos depois de liberar aquela carga bombástica de carboidrato, da pior espécie, no sangue, vinha a culpa, carregada com o maior sentimento de arrependimento do mundo. Eu me senti um fracasso absoluto, um fracasso *extra large*, um fracasso *plus size*, toda vez que cometia um vacilo desnecessário desses.

Esse autoflagelo acabou tendo um efeito positivo: passei a cometer cada vez menos deslizes.

HORA DO LANCHE

Guloseimas com quantidades reduzidas de carboidratos para matar a fome e o desejo por um docinho:

POLENGUINHO LIGHT
1 grama de carboidrato por 20 gramas

AMENDOIM SALGADINHO SEM PELE AGTAL
2 gramas de carboidrato por 15 gramas

SOBREMESA LIGHT DE QUEIJO COM FRUTAS SABOR GOIABA DANÚBIO
2,9 gramas de carboidrato por 65 gramas

IOGURTE GREGO ZERO VIGOR
5,2 gramas de carboidratos por 100 gramas

BANANADA ZERO FLORMEL
6 gramas de carboidrato por 25 gramas

BARRA DE *MIXED NUTS* SEMENTES AGTAL
6,5 gramas de carboidrato por 30 gramas

CHOCOLATE ZERO AO LEITE COM AVELÃ DIATT
7,9 gramas de carboidrato por 20 gramas

CREME DE AVELÃ COM CACAU FLORMEL
8,4 gramas de carboidrato por 20 gramas

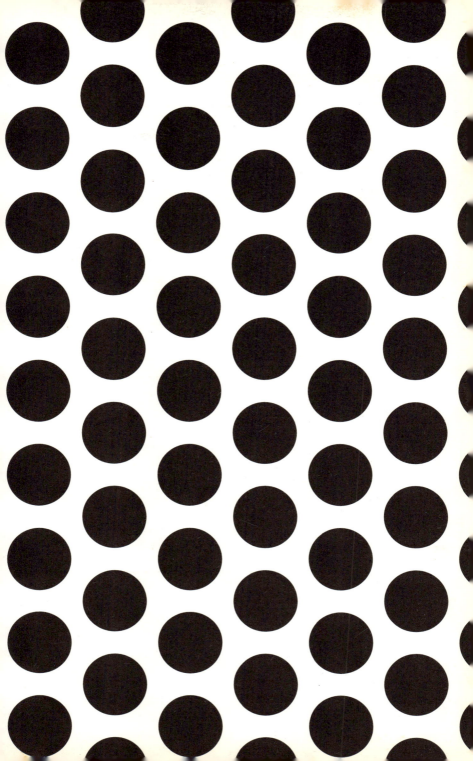

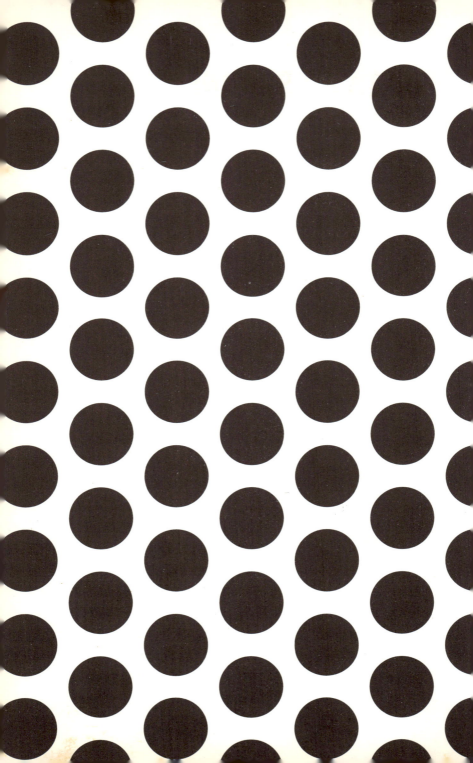

DIETA DO BIQUÍNI

O que pode ou não pode comer nessa dieta? Todo mundo quer saber. Na verdade, o cardápio não zera por completo a ingestão de carboidrato, mesmo na primeira fase. As verduras e legumes permitidos têm quantidades pequenas de carboidrato, mas têm. Muita gente me perguntou também quanto tempo dura cada fase. O tempo de permanência é variável. Depende dos objetivos e da adaptação de cada paciente, e isso deve ser orientado pelo médico. No meu caso, fiquei os sete meses da dieta na primeira fase, porque tinha como meta perder 45 quilos em seis meses. Passei para a segunda fase só depois disso, quando perdi os últimos quilos.

Primeira fase

Nesta etapa inicial, o objetivo é não ultrapassar a marca de 20 gramas de carboidrato por dia. É a fase mais restritiva. Por isso é preciso ficar atento aos alimentos que aparentemente não possuem carboidrato. É o caso das barrinhas de cereais, que podem parecer inofensivas, mas em geral estão lotadas de açúcares. Fica a dica: leia atentamente o rótulo.

Perda estimada: até 3,5 kg por semana.

Alimentos permitidos sem restrição:

Carnes magras, peixes e aves.

Frios e queijos: presunto, peito de peru, chester, queijos amarelos, requeijão, ricota e Polenguinho.

Ovos

Óleos e gorduras: azeite de oliva e óleo de canola.

Creme de leite e leite de coco.

Farinha de linhaça e gergelim.

Verduras e legumes (exceto batata, inhame, aipim, beterraba, cenoura, milho, lentilha e feijão).

Conservas: alcaparra, aspargo, azeitona, cogumelo, palmito e picles.

Bebidas: chás, mate e chá gelado diet, refrigerantes e refrescos diet e light, suco de tomate.

Chiclete diet e gelatina diet.

Segunda fase

Na etapa seguinte a quantidade de carboidrato aumenta para 40 gramas por dia. A vida fica definitivamente mais fácil com uma fatia de pão no café da manhã, mas prefira as versões integrais, de qualquer alimento, que saciam a fome por mais tempo.

Perda estimada: até 1,5 kg por semana.

Acrescentar uma opção de cada grupo para consumir por dia na quantidade indicada:

Pães e similares: pão de forma (1 fatia), torrada integral (3 fatias).

Leite e derivados: leite desnatado (1 copo), leite de soja (2 copos), iogurte light e coalhada (1 pote), sorvete sem açúcar (2 bolas).

Frutas: 1 porção (exceto banana, uva, jaca e fruta-do-conde).

Doces: chocolate diet (25 gramas), paçoca diet (1 unidades), doce em compota diet (1 colher de sopa), pudim, musse ou creme diet (1 taça), geleia diet (2 colheres de sopa).

Frutas oleaginosas: nozes, castanhas, amêndoas, pistache, macadâmia (10 unidades) ou sojinha torrada, semente de abóbora ou girassol (1 pacote de 100 gramas).

A REALIDADE É CHATA, MAS É O ÚNICO LUGAR ONDE SE PODE COMER UM BOM BIFE.
WOODY ALLEN

ALTERNATIVAS SABOROSAS

Como substituir alimentos e pratos cotidianos nas refeições:

ARROZ

A couve-flor é um curinga na cozinha. Após dar uma leve cozida, com ela ainda durinha, pique os ramos em pequenos pedacinhos, como um arroz. Experimente servi-la à piamontese.

PURÊ

A couve-flor entra em cena mais uma vez. Para transformá-la em um purê, cozinhe bastante, deixe escorrer toda água e passe no espremedor. Leve ao fogo, tempere com sal e misture com manteiga ou creme de leite para dar a liga.

MACARRÃO

Alguns legumes, como a abobrinha e o palmito, se cortados em filetes, como um fettuccini, podem ser levemente cozidos e servidos com o molho de sua preferência. Ao sugo, à carbonara ou com quatro queijos ficam ótimos.

LASANHA

No lugar da massa tradicional, coloque fatias bem finas e longitudinais de abobrinha ou berinjela. De resto, é só seguir o receituário padrão com queijo, presunto e carne-moída, dispostas em camadas, e colocar para assar.

PIZZA

Fatias grossas de abobrinhas podem servir como massa da pizza. Cubra com molho de tomate e a cobertura desejada: queijo com calabresa, frango com catupiry, mussarela de búfala, tomate e rúcula, por exemplo. Não esqueça o orégano para temperar.

PANQUECA

Uma fatia de peito de peru sobre outra de queijo mussarela. Por cima espalhe uma colherada de ricota ou cottage misturada ao espinafre

BATATA CHIPS

Está longe de ser uma batata frita, eu sei, mas aquela sensação de "crocância" pode ser obtida com o jiló, cortado em rodelas bem fininhas e frito no óleo bem quente até desidratar. Fica com um leve amargor.

picado e refogado. Faça os rolinhos, disponha em um refratário, coloque o molho de tomate e leve para gratinar com bastante queijo por cima.

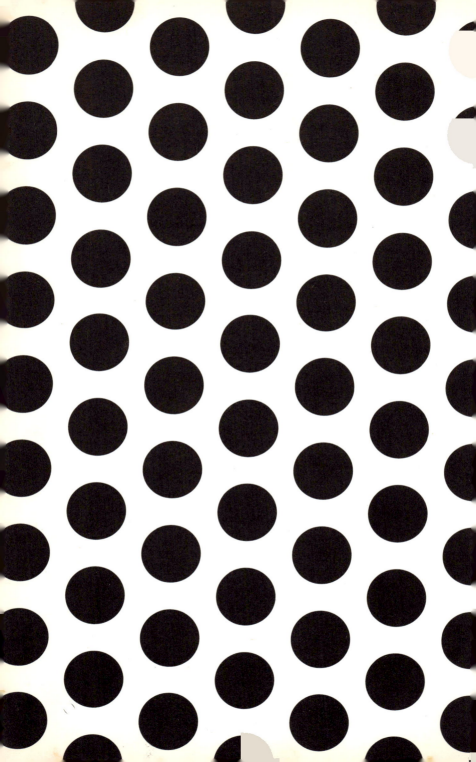

"A ALIMENTAÇÃO É A PROTAGONISTA DO EMAGRECIMENTO"

Médico mestre em endocrinologia pela UFRJ, especialista em clínica geral e endocrinologia pela Sociedade Brasileira de Endocrinologia e Metabologia, professor do Instituto Estadual de Diabetes e Endocrinologia - RJ, Dr. Fabiano M. Serfaty (CRM 52 78287-4) explica como funciona a sua dieta e mostra como não ser vítima do efeito sanfona.

Qual a diferença do seu método para outras dietas como a Atkins e a Dukan?

A primeira diferença é com relação ao tipo de proteína que deve ser priorizada. Das carnes, passando pelos peixes e até o frango, deve-se optar pelos tipos e partes mais magras. Em segundo lugar, desde o início está liberado o consumo de determinados legumes e verduras. Eles possuem uma dose de carboidrato sim, mas muito pouco. O grande benefício de incluí-los logo no início do processo é que as refeições não ficam tão restritivas, fazendo com que os pacientes tenham mais prazer na hora de comer, diminuindo assim o índice de desistência.

E com relação às dietas convencionais, qual seria a grande vantagem dessa dieta?

É mais que uma dieta, é uma filosofia de vida. Na verdade considero a perda de peso que acontece com a dieta um mero detalhe, porque o mais importante é a sua ação metabólica no organismo. Ao restringir a ingestão de carboidratos se equilibra o excesso de produção de insulina. A hiperinsulinemia, associada ao quadro de resistência insulínica pode levar a uma série de comorbidades como a diabetes e a doença arterial coronariana.

Além disso, não é uma dieta de exclusão social, ela entra na vida do indivíduo naturalmente. Ele pode sair para comer fora com frequência, não precisa contar comida, pode comer quanto quiser na fase inicial, porque com 4 a 7 dias de regime, ele naturalmente perde a fome.

Trata-se de uma verdadeira reeducação alimentar, a pessoa passa a saber o que engorda, não fica sempre morrendo de fome.

Consequentemente é tudo de bom: resultado rápido comendo bem, sem passar fome e com excelentes índices de manutenção do peso, além de fazer bem à saúde!

Mas qual a explicação para essa perda de peso muito mais rápida?

Restringindo carboidrato, que é a fonte rápida de energia das células, o organismo lança mão desse "estoque" de energia (a gordura) que é constituída de triglicerídeos para obter energia. Esses triglicerídeos são quebrados e através de um processo chamado cetose, fornecem energia para as células. Utilizando-se a gordura do corpo como fonte de energia, levando ao processo de emagrecimento. Nas dietas de restrição calórica o indivíduo ainda come glicídios, dificultando esse processo. Por que o corpo vai buscar energia no estoque (gordura) se já tem na prateleira (alimento)? Antes de consumir a gordura do corpo, que está estocada como uma reserva para qualquer emergência, ele vai preferir utilizar o carboidrato ingerido através da alimentação.

É possível perder quantos quilos por semana?

Na verdade é importante entender a obesidade como uma doença multifatorial e não simplesmente como um mero distúrbio de caráter, como preconceituosamente é mal-entendida por alguns. Não é gordo quem quer, mas quem pode! Essa resposta de perda de peso depende de cada indivíduo, do seu metabolismo, da sua genética, de fatores ambientais, circunstanciais, familiares e emocionais. De uma maneira geral, além dos inúmeros benefícios para o organismo que esta dieta proporciona, o resultado quanto à perda de peso é muito rápido e gratificante. Na fase inicial, a média de peso perdido pode ser de 6 a 12 quilos por mês, alguns pacientes chegam a perder de 5 a 6 quilos em uma única semana.

À medida que o organismo se acostuma com a restrição de carboidratos essa perda semanal diminui?

Enquanto existir gordura (triglicerídeos, fonte de energia na célula gorda), se houver restrição de glicídios na dieta, tem que haver emagrecimento. É claro que há uma resposta fisiológica do corpo, que começa a criar artifícios para poupar esse triglicerídeo (gordura corporal) diminuindo a perda de peso, a fim de manter essa reserva de energia.

Cortar um grupo de alimentos não pode ser perigoso?

Não. Mas na verdade a nossa proposta não se baseia em uma retirada completa dos carboidratos. É importante entender que nada está sendo cortado do organismo. Quando se limita (volto a repetir a palavra *limitar* do verbo diminuir, não retirar) glicídio (carboidrato) da dieta, o organismo obtém três glicídios da quebra do triglicerídeo.

Já na primeira semana liberamos verduras e legumes e mesmo frutas que são carboidratos. E na fase de manutenção, inclusive, o indivíduo pode comer todo tipo de carboidrato, devendo escolhê-lo através de uma tabela específica que garante combinações acertadas.

Existe um limite de tempo máximo que não deve ser ultrapassado por quem está fazendo a sua dieta?

Essa dieta é uma filosofia de vida. 10+10+10 sempre serão 30 se a pessoa for rica ou pobre. Glicídio + glicídio+ glicídio sempre será triglicerídeo (gordura corporal) se a pessoa for gorda ou magra. Portanto, em pessoas predispostas a serem obesas, essa conta vai sempre acontecer. Para se manter magro e, principalmente, saudável, qualquer dieta de manutenção, para ser efetiva, também tem que limitar os glicídios. Portanto, não existe limite de tempo para se fazer este regime, que deve ser realizado sob supervisão médica pelo tempo necessário. Além da perda de peso e da melhora metabólica, estudos recentes mostram evidências de benefícios da dieta da proteína para o tratamento do câncer, o Mal de Alzheimer, Mal de Parkinson, AVC, epilepsia, enxaqueca, autismo, traumatismo craniano e outras desordens neurológicas.

Há alguma contraindicação?

Quando se fala sobre perda de peso é fundamental que se tenha um acompanhamento médico e o profissional capacitado para avaliar a saúde do paciente e eventuais comorbidades. Pacientes com insuficiência renal não podem consumir proteína em excesso tendo em vista sua disfunção renal (doença de base), portanto, não podem fazer a dieta, apesar de também não poder ingerir muito carboidrato. Cabe ressaltar que a dieta não leva à disfunção renal, enquanto a obesidade, por si só, é um fator de risco que pode acarretar a disfunção renal, levando à insuficiência renal crônica.

Qual o erro mais comum que os pacientes cometem?

Muita gente não sabe ao certo o que é carboidrato e acaba ingerindo alimentos com uma quantidade elevada sem se dar conta disso. Um exemplo clássico são as barrinhas de cereais que passam uma impressão de serem muito saudáveis, mas estão recheadas de açúcares.

Por que é tão grande o número de pessoas que começa uma dieta, de qualquer tipo, e logo depois desiste?

O maior obstáculo que a gente tem é a nossa própria cabeça. Sem determinação não há como levar nada pra frente. É preciso querer mudar, ter comprometimento. Nosso papel de médico no consultório é acolher, dar o amparo necessário, o suporte, estímulo e sustentação com uma dieta bem orientada sob o ponto de vista nutricional, psicológico, clínico e terapêutico. Neste sentido, a dieta será muito útil, porque frente aos resultados rápidos, o paciente se sente estimulado e não desiste.

Costuma ser mais difícil para seus pacientes o período inicial ou manter-se na dieta por mais tempo?

Manter é muito mais difícil. Em geral, as pessoas perdem peso muito rápido e acabam indo embora, sem concluir o período da manutenção. Essa fase, no entanto, é a mais importante. É quando vamos ajustar todo o cardápio para fazer com que o paciente não volte a engordar.

É indicado praticar exercícios físicos?

Exercícios sempre são indicados. Se você tem uma reserva de gordura, não lhe faltará energia durante o exercício e ele ainda será fundamental para acelerar o processo de emagrecimento. O que forma músculo é a proteína.

Como aplacar a fome que sentimos após a prática de atividades físicas?

A fome após o exercício é uma resposta fisiológica do nosso organismo que não deve ser enganada. Pelo contrário, deve ser bem suprida pelos alimentos que são permitidos na dieta. Além das proteínas, e até alguns tipos de carboidratos complexos podem ser ingeridos sem restrição após a atividade física, bem como suplementos proteicos que tenham baixo teor de carboidratos.

A idade do paciente pode influenciar de alguma forma o processo?

Cada faixa etária e sexo apresentam sua peculiaridade, o que de fato influenciará positivamente ou negativamente na redução do peso. Por isso, é fundamental que todo paciente passe por uma avaliação médica séria e bem criteriosa antes de iniciar qualquer tratamento. E, como o metabolismo muda com a idade, deve-se avaliar a presença de algumas alterações hormonais como na menopausa, período em que a mulher pode apresentar dificuldade maior para emagrecer.

Um dos motivos pelos quais as dietas proteicas são muito criticadas é porque elas seriam radicais e não promoveriam a reeducação alimentar. Você concorda?

Radical é o antimarketing contra ela. Radical é comer de tudo um pouco e passar fome. Por quanto tempo se consegue fazer isso? Muito pouco! Essas dietas ainda são uma propaganda enganosa quando se diz reeducação alimentar, comer de tudo um pouco. Educação é: isso pode, aquilo não pode, e o que pode, pode mesmo, o que não pode, não pode mesmo. É o que ensina a dieta hipoglicídica. Essa, sim, é uma correta reeducação alimentar. Esta dieta ensina ao paciente como comer, mas não limita as quantidades, levando a uma reeducação alimentar natural.

Com relação ao colesterol, corre-se o risco de ele aumentar com essa dieta?

Pelo contrário! Hoje os estudos científicos comprovam que a dieta com baixo índice de carboidrato é a que apresenta o efeito mais positivo na melhora do perfil lipídico, aumentando o HDL (bom colesterol) e diminuindo os triglicerídeos.

Como manter o intestino funcionando bem?

O indivíduo deve manter a ingestão de fibras, presentes nos vegetais, nas frutas e em alguns tipos de grãos, associando o uso de semente de linhaça, germe de trigo, oleaginosas como nozes, avelãs, castanhas e macadâmia. É sempre importante lembrar, também, que uma boa ingestão diária de líquidos é fundamental para o funcionamento regular do intestino.

Concluído o emagrecimento, como fazer para manter o peso e não ser mais uma vítima do efeito sanfona?

A principal fase do tratamento é a da manutenção, que apresenta uma série de peculiaridades que devem ser acompanhadas por um profissional responsável. O paciente deve manter os hábitos alimentares saudáveis aprendidos durante a dieta, a prática diária de exercícios físicos e o acompanhamento médico e nutricional periódico.

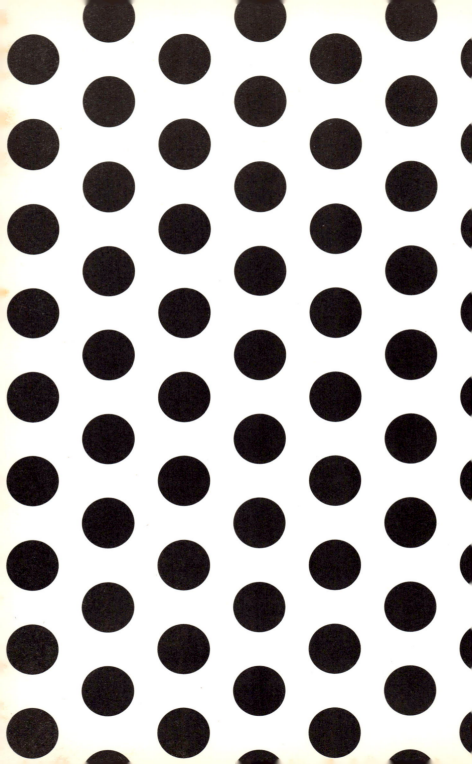

MALHAR É O MELHOR REMÉDIO

Passar pela roleta de uma academia com 127 quilos foi mais um dos grandes desafios que enfrentei durante esse processo. Primeiro por causa da própria roleta, que eu não consegui atravessar com facilidade. Segundo porque, alguns passos à frente, eu me deparei com um universo completamente paralelo, infestado de pessoas bonitas e saradas em roupas justas que demarcavam músculos desenhados por cada haltere levantado nos últimos meses. Definitivamente, aquela não era minha a minha praia, muito menos a minha turma.

Óbvio que a minha chegada naquele ambiente também chamou atenção. Ao avançar pelo corredor que levava até a área das bicicletas e esteiras, pude sentir os olhares curiosos se desviando em câmera lenta na minha direção. O que era uma reta de alguns metros pareceu levar horas para ser percorrida. Mas não eram olhares preconceituosos não, ou de desprezo, como já havia sentido muitas vezes em situações muito menos contrastantes.

Tenho a impressão de que as pessoas me olhavam com pesar. Pesar pela falta de cuidado com que tratei meu corpo nos últimos anos, deixando a situação chegar até aquele ponto alarmante. Foi como se essas pessoas me dissessem, através do olhar: "Garota, corre atrás do prejuízo que vale a pena." Eu estava ali justamente para isso. Tinha acabado de dar o primeiro passo nessa direção.

Mas assim como me consultar com um novo endocrinologista ou nutricionista a cada seis meses já havia virado praticamente um hobby na minha vida, com a academia acontecia a mesma coisa. Devo ter matrícula em praticamente todas as academias do eixo Barra da Tijuca-Zona Sul. Chegava a pagar por um plano semestral, algumas vezes até anual, no intuito de garantir que não iria desistir. De nada adiantava.

QUANDO O EXERCÍCIO SE TORNA UM HÁBITO, COMO ESCOVAR OS DENTES OU TOMAR BANHO, ELE DEIXA DE SER UMA ATIVIDADE SACRIFICANTE.

Começava sempre animada. Com a grade de horários toda grifada de marca texto, destacava as atividades que planejava fazer, de manhã, de tarde e, quem sabe, até na hora do almoço, caso a academia fosse perto do trabalho. Não preciso nem dizer que isso nunca aconteceu. Comprava tênis novo, roupas novas. Fazia tudo que pudesse servir, de alguma forma, como um estímulo para tornar aquela atividade parte do meu cotidiano.

Na primeira semana estava lá, dia sim, dia não. No entanto, era só o primeiro empecilho aparecer para que eu o usasse como desculpa. Aliás, acho que muitas vezes eu mesma criava esses contratempos, numa espécie de autossabotagem semelhante àquela que usava nas minhas dietas. Inventava que estava sem tempo para malhar. Colocava na minha cabeça que estava cansada do trabalho ou perdia, propositalmente, o horário da aula que queria fazer. Marcava encontro com as amigas que não via há tempos ou inventava uma dor de cabeça tão forte que remédio nenhum conseguia curar. Tudo podia virar uma desculpa convincente, mas só para mim mesma. A verdade é que, tirando o vôlei que pratiquei até a adolescência, nunca encarei a academia ou a prática regular de qualquer outra atividade física como um compromisso de verdade. Elas sempre estiveram em segundo plano.

Sabendo do meu longo e reincidente histórico em academias, o professor Dudu Netto, um dos maiores especialistas em educação física do Brasil, diretor técnico da rede de academias Body Tech, fez uma analogia que, à primeira vista, não fez o menor sentido para mim. Ele defendeu a tese de que, quando crianças, enrolamos até o último minuto para escovar os dentes ou tomar banho. Nessa fase, são atividades sacrificantes para as crianças porque requerem esforço. Com a repetição contínua, essas atividades se transformam em hábitos e são incorporadas naturalmente ao nosso dia a dia. Tanto que na vida adulta são tarefas realizadas sem qualquer esforço.

Com a atividade física, segundo a otimista teoria dele, aconteceria a mesma coisa. Quando se torna um hábito, como escovar os dentes ou tomar banho, aquela sensação de sacrifício cai por terra. Assim a atividade física passaria a fazer parte da minha rotina, sem dramas. Bom, se ele estava achando que, um dia, conseguiria fazer com que eu suasse em uma esteira por uma hora, depois passasse mais uma hora levantando peso e não achasse que isso era um grande sacrifício, era ele quem tinha um grande desafio pela frente.

Para emagrecer e fazer disso algo definitivo na minha vida eu também precisaria rever hábitos cotidianos. E ele não estava falando apenas de exercícios físicos. As comodidades da vida moderna não combinam com a manutenção de um corpo longilíneo. Pelo contrário, só contribuem para o sedentarismo. De fato, do sofá da sala, mexendo apenas os dedos, é possível alugar filmes, pagar as contas no banco, pedir o jantar para a família. Tudo através de dispositivos móveis como o controle remoto, o tablet e o celular, no maior conforto e praticidade. Conclusão:

aquelas calorias que gastaríamos em atividades cotidianas deixaram de ser gastas.

O déficit nessa conta, do que foi gasto *versus* o que foi consumido, revela-se através dos pneuzinhos acumulados à volta dos nossos quadris e cinturas e das estatísticas também, que mostram que a humanidade só vem engordando com o passar dos anos. Uma pesquisa mapeou como cada um desses hábitos domésticos pode interferir na balança. Prepare-se: o simples ato de trocar o telefone fixo pelo móvel faz com que cada morador de uma casa engorde, em média, um quilo a mais por ano.

> **FALTA DE TEMPO É DESCULPA DAQUELES QUE PERDEM TEMPO POR FALTA DE MÉTODO.**
> ALBERT EINSTEIN

Não custava tentar, por mais difícil que tudo parecesse no início. E a recomendação do meu personal, além de trazer a atividade física para a minha rotina, era voltar a frequentar a locadora de vídeos, levantar para mudar o canal da TV e usar o telefone fixo ao invés do móvel. Em resumo, tentar gastar mais calorias em atividades simples e cotidianas. Ele chegou até a sugerir que eu usasse a escada no lugar do elevador quando chegasse ao trabalho – o escritório da *Veja Rio* fica no primeiro andar. Nessa hora, tive vontade de rir. Para um obeso mórbido como eu era, subir um lance de escada é como enfrentar uma São Silvestre. Parece que o coração vai sair pela boca. E até recuperar o fôlego, demora.

Porém o mais difícil nesse processo era acordar cedo todo dia imbuída desse espírito malhador. Posso ser sincera: eu só queria acordar sem pressa, tomar uma xícara de café e ler os jornais no meu sofá até dar a hora de ir para o trabalho. Não era pedir muito, vai. Topava até trocar o croissant com manteiga pelo pão de forma integral com queijo cottage, por mais sem graça que fosse essa combinação.

Por vezes, dezenas, centenas de vezes, pensei em desligar o despertador. Desistir de tudo. Aceitar a obesidade como uma condenação perpétua. Parecia tão mais fácil e conveniente. O segredo, nos primeiros dias, foi não pensar muito. Ligar o piloto automático e se deixar guiar por ele. Simplesmente me vestir, sair de casa e dirigir até a academia, como se estivesse indo para uma reunião de trabalho. Além disso, o Dudu estava lá me esperando, o que transformava aquela atividade em um compromisso.

Quando conseguia vencer esse primeiro momento de abnegação e chegar lá, queria tirar todo o atraso de anos de comilança desregrada e praticamente nenhum exercício físico. Como se uma hora na velocidade máxima da bicicleta de *spinning* fosse fazer com que eu saísse dali com 55 quilos a menos. Não, não ia. Sinceramente, eu sabia que não iria. Mas já que estava ali, achava que tinha que aproveitar aquele ímpeto de entusiasmo para perder tudo que pudesse. Toda vez que apertei o botão da potência máxima logo nos primeiro dias, porém, o máximo que consegui foi voltar para casa com alguma distensão muscular que serviu como desculpa, mais uma vez, para me afastar da academia por outro longo período.

Não à toa, nossos treinos começaram bem leves. Dia após dia, o grau de dificuldade nos exercícios aeróbicos e o peso dos alteres aumentavam. Como nunca fui muito fã de musculação e sempre preferi praticar esportes, minha série parecia mais uma corrida de obstáculos. Depois dos 45 minutos no *transport*, na esteira ou na bicicleta, já suando em bicas, fazíamos doze aparelhos de musculação, em média. Só que ao invés de irmos de aparelho em aparelho, percorríamos esses doze aparelhos de uma só vez. Findo o trajeto, recomeçávamos, por mais duas vezes, como em um circuito.

Ao final do treino nos aparelhos, nos encaminhávamos para a área onde os alunos faziam abdominais. Aquele levanta, desce, levanta era outra coisa que eu abominava. Mas fui apresentada a uma nova geração de exercícios que buscam os mesmos efeitos na musculatura dessa região. De baixo impacto, são chamados de *core training* e migraram das aulas de ioga e pilates para as academias. Deitava de bruços, apoiava o antebraço no chão, descolava a barriga do chão e ali deveria ficar, imóvel, sustentando todo o peso do meu corpo por pelo menos 45 segundos. Não pense que é mais fácil. Pelo contrário. Minha perna tremia, meus braços bambeavam. Sentia os músculos, um a um. Mas qualquer coisa era melhor do que aqueles velhos abdominais. Assim como fiz com a dieta, procurando alternativas para o meu cardápio não cair na monotonia, com os exercícios apliquei a mesma lógica.

Não tenho dúvidas que esse trabalho com a musculatura foi fundamental para o resultado final do meu processo. Sendo mais objetiva, foi fundamental para não ficar com tanta pele sobrando depois que me livrei de 55 quilos. Eu já tinha muito músculo, porque para carregar todo aquele peso meu corpo havia criado massa muscular para sustentá-lo. Mas agora eu precisava defini-los, na tentativa de manter as coisas minimamente no lugar. Ainda assim, carrego em forma de estrias as marcas de todo o tempo em que aceitei, por opção própria, a obesidade.

É CLARO QUE DEPOIS DE TRINTA ANOS OBESA, MINHA PELE JÁ NÃO É MAIS IGUAL A DE UMA MULHER QUE FOI MAGRA A VIDA TODA.

Carrego em forma de estrias as marcas de todos os anos em que aceitei por opção própria a obesidade.

Nosso objetivo era cumprir o programa da academia pelo menos três vezes por semana. Para gastar as 3,5 mil calorias semanais que estabelecemos como meta, eu ainda deveria me exercitar mais duas vezes. Ele sugeriu que eu procurasse uma atividade mais lúdica, digamos assim. Foi aí que incluí o *body board* nos meus fins de semana. Porém, mesmo tendo encontrado uma atividade prazerosa, sabia que não poderia me livrar da academia.

> **FELICIDADE É ATIVIDADE.**
> ARISTÓTELES

Digo "me livrar da academia" porque é muito difícil um gordo sobreviver por muito tempo naquele espaço cercado de espelhos e gente sarada. O ambiente de uma academia é naturalmente opressor para quem está fora dos padrões. Isso é antagônico porque o objetivo de todo mundo ali é melhorar a forma, mas na prática sabemos que não é assim que funciona. Pode reparar: as gostosas estão sempre com um professor a tiracolo, nem que seja só papeando mesmo, enquanto as gordinhas precisam suar para conseguir qualquer atenção.

Isso não é uma regra, óbvio. Mas já passei por isso inúmeras vezes.

No meu longo currículo de academias, o que me causava mais incômodo, no entanto, era aquela sensação de euforia que toda academia tem no ar. Todo mundo na maior empolgação, saindo de uma sala e entrando em outra, pulando de aparelho em aparelho, sempre com alguma música bate-estaca no volume máximo e em ambientes cercados de espelhos para que ninguém tire os olhos de si mesmo. Existe, porém, uma explicação científica para isso. Quando nos exercitamos, o cérebro produz uma substância, a endorfina, que gera uma sensação de bem-estar no corpo. É como se fosse um analgésico natural, que ajuda até a reduzir a ansiedade e o estresse.

QUANDO NOS EXERCITAMOS, O CÉREBRO PRODUZ UMA SUBSTÂNCIA, A ENDORFINA, QUE GERA UMA SENSAÇÃO DE BEM-ESTAR.

À medida que eu fui emagrecendo, e melhorando meu condicionamento físico, levantar da cama começou a ficar mais fácil. Na academia, queria superar minhas marcas. Se tinha queimado 500 calorias em uma hora no *transport*, queria chegar a 600 no dia seguinte. Para isso, aumentava a intensidade ou o tempo. Se estava empurrando 100 quilos do *leg press*, na semana seguinte passava para 110. O Dudu já havia tentado me convencer dissó e eu, descrente, não acreditei.

Os exercícios deixaram de ser um sacrifício para se tornar um hábito até prazeroso.

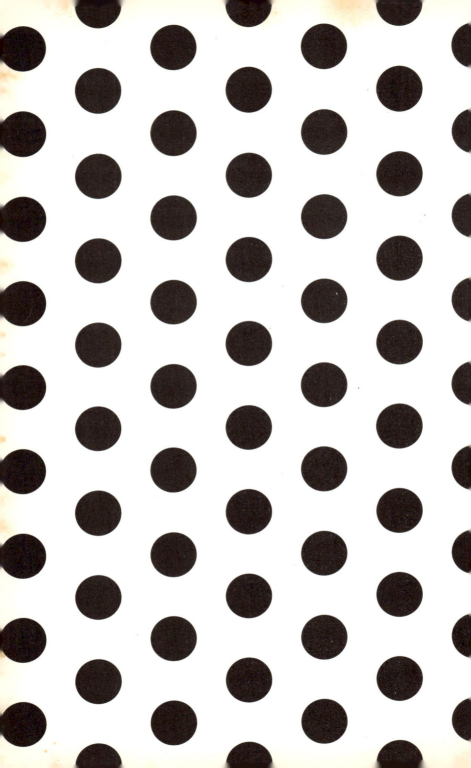

"QUALQUER EXERCÍCIO É MELHOR QUE NENHUM EXERCÍCIO"

Graduado em educação física pela UERJ, pós-graduado em ginástica de academia e com mestrado em motricidade humana, o diretor técnico da rede de academias Body Tech, Dudu Netto, explica como a prática de atividades regulares pode ajudar no emagrecimento e na promoção de uma vida mais saudável.

De acordo com o Ministério da Saúde e a Organização Mundial da Saúde (OMS), apenas 16,4% da população brasileira é considerada ativa, ou seja, pratica 30 minutos de exercícios leves ou moderados por pelo menos cinco dias na semana. Se todo mundo tem consciência da importância das atividades físicas, o que explica esse número tão pequeno?

A falta de hábito. Incluir uma nova atividade de maneira sistemática na rotina não é nada fácil. Toda criança sabe disso. Elas enrolam até o último minuto para escovar dentes ou tomar banho, tarefas que nessa época da vida ainda exigem esforço e se assemelham a um verdadeiro sacrifício, mas que na vida adulta são automaticamente incorporadas.

Isso vale para a atividade física também?

Sim. Se você é daquelas pessoas que espera acordar com a maior disposição para levar uma vida ativa, infelizmente não tenho boas notícias: esse dia nunca vai chegar. A natureza do homem é sedentária – a evolução humana mostra que no passado a preocupação era de conservar energia, e não de gastá-la. Por isso suar a camisa com novos hábitos é tão difícil. E se o começo for estressante a desistência pode ser rápida. Mas se essa fase for ultrapassada, chega-se a um ponto em que a atividade física torna-se prazerosa e até indispensável, assim como os hábitos de higiene.

Emagrecer, então, é uma questão de hábitos?

Sim.

O PROCESSO DE EMAGRECIMENTO É, ESSENCIALMENTE, UM PROCESSO DE MUDANÇA DE COMPORTAMENTO.

São pequenas ações que ao final do dia fazem uma grande diferença. Veja só: se você subir de três a quatro lances de escada por dia vai gastar 700 calorias no fim de uma semana; se fizer as compras no supermercado ao invés de pedir pela internet deixará mais 350 calorias; se lavar o carro por conta própria queimará mais 300 a 400 calorias ao final de uma hora. Parece pouco? Se somarmos todas estas "besteiras" chegaríamos a umas 400 a 500 calorias por dia. Lembrando que isso não é um exercício físico planejado e estruturado.

É muito comum as pessoas se matricularem em uma atividade e logo depois desistirem dela. Qual o segredo para começar e não desistir no meio do caminho?

A primeira resolução a tomar é encontrar uma razão para se exercitar. Iniciar uma atividade física ou algum novo desafio exige um profundo trabalho de convencimento psicológico, no qual as vantagens da mudança de hábitos devem ser absorvidas de tal maneira que a pessoa sinta "necessidade" de uma nova vida. Conhecer a fundo a razão pela qual você quer ficar mais ativo pode ajudar na mudança de comportamento em longo prazo. É apenas para emagrecer e controlar o peso ou para se sentir melhor e ter energia? Trata-se uma recomendação médica por problemas específicos de saúde (hipertensão, colesterol elevado, diabetes, depressão)? Todos esses fatores podem ajudar, mas talvez não sejam suficientes para manter o pique. Por isso ter uma motivação interna é fundamental.

O que mais é possível fazer para se manter motivado?

Ter objetivos realistas também é fundamental. Se o desejo principal é emagrecer, lembre-se de quanto tempo demorou para ganhar os quilos extras. Com certeza não foi em uma semana nem em um mês. Por isso, a perda de peso deve ser encarada de forma gradual e consistente. As metas devem ser estabelecidas no processo em si, não apenas no resultado. Em vez de pensar em perder 5 quilos, fixe o objetivo em caminhar 40 minutos cinco vezes na semana, percorrendo um total de 30 quilômetros por semana. Ao adotar tal modelo, evita-se um eventual fracasso. Por fim, estabeleça recompensas, o que vai ajudar você a prosseguir e correr contra si mesmo. Não se esqueça de registrar os resultados diários. Anote tudo o que for relevante, crie uma planilha com as informações de metas e tarefas realizadas.

A escolha da atividade pode influenciar de alguma forma?

É claro. Talvez uma aula de ioga o deixe mais energizado e menos estressado, ou uma caminhada ou corrida diária alivie o seu estresse. Acredito que esses tipos de recompensas são extremamente importantes para se manter motivado. Assim será mais fácil dar continuidade ao exercício. E as opções hoje são diversas. Pratique um esporte, experimente algo ao ar livre, em equipe, com equipamentos... Se pensar dessa forma, você estará cercado de oportunidades de tornar-se fisicamente ativo. O ideal é encontrar alguma atividade que lhe proporcione certa dose de euforia. Outra maneira de manter a motivação é variar sempre os exercícios.

É muito comum usar a falta de tempo como desculpa para não malhar. Como driblar esse obstáculo?

Antes de começar um programa de exercícios, refaça sua agenda. Não é necessário abrir mão de muitas horas. Uma pessoa sedentária terá mais facilidade em se adaptar ao novo hábito com sessões mais curtas e de menor intensidade. Portanto, a falta de tempo não é mais desculpa. Marque o horário do treino como se fosse um compromisso de trabalho. Crie o hábito: nas primeiras semanas, se obrigue a cumprir um programa pré-estabelecido. Repita, repita e repita o novo comportamento – a mesma rotina no mesmo horário do dia. Evite mudanças constantes. Depois do hábito estabelecido, você pode ter um pouco mais de flexibilidade na sua agenda. Mas nos três primeiros meses seja rígido, caso contrário o risco de abandonar a nova rotina é maior. Durma mais cedo, aproveite mais sua noite de sono, se alimente melhor: tudo isso vai ajudar a se adaptar à nova rotina de exercícios físicos. Falta de tempo não é motivo para sedentarismo.

Como lidar com os contratempos que podem surgir nesse percurso?

Não se exigindo demais. Agora que você já estabeleceu objetivos para melhorar seu condicionamento físico, é bom ficar preparado para enfrentar algumas dificuldades. Se em um determinado dia você não conseguir realizar sua programação, não encare isso como um fracasso, e sim como desafio. Reconheça que alguns fatos fogem de seu desejo e controle. Outro ponto importante para evitar que você se afaste do treino pode ser a motivação de outra pessoa. Além do benefício da interação social, ter uma companhia torna os exercícios bem menos tediosos, especialmente no início.

Em uma dieta de perda de peso, qual a importância de incluir exercícios físicos no processo?

Não existe a menor dúvida de que o que mais influencia no processo de emagrecimento é a dieta. No entanto, o exercício pode ajudar muito, já que a perda de peso depende de um déficit calórico negativo. Isso significa que as calorias gastas devem ser maiores do que as ingeridas.

> **A GENTE NÃO SE LIBERTA DE UM HÁBITO ATIRANDO-O PELA JANELA; É PRECISO FAZÊ-LO DESCER A ESCADA, DEGRAU POR DEGRAU.**
> MARK TWAIN

E quais são os melhores tipos de exercícios para acelerar a perda de peso?

Não existe um tipo de exercício que seja melhor do que o outro para o emagrecimento. Caminhar 30 minutos alguns dias da semana já reduz em 50% o risco de doenças cardiovasculares e ainda motiva outros hábitos importantes para a manutenção do peso adequado, como a alimentação equilibrada. Qualquer exercício é melhor que nenhum exercício. Os aeróbicos, porém, sempre irão promover um maior gasto calórico quando comparado com os anaeróbicos. Isso ocorre porque geralmente são atividades de baixa e média intensidade, que acabam sendo realizadas por um período mais longo. Por terem essas características, utilizam o metabolismo aeróbico, em que as principais fontes energéticas são as gorduras.

Quais são os benefícios que eles trazem para o corpo durante o emagrecimento?

O exercício físico combinado com a dieta irá maximizar a perda de gordura e, mais importante, minimizar a perda de tecido muscular. É muito importante manter esse tecido muscular porque ele é um tecido metabolicamente ativo. Quanto mais músculos você tiver, mais calorias você vai queimar, mesmo em repouso. Costumo dizer que sem o exercício físico, você perde peso. Com uma atividade física planejada, você perde gordura, ou seja, aqueles quilos a mais que estão sobrando e incomodando. Como resultado da redução da gordura subcutânea, a aparência física vai melhorar, já que os músculos se tornam mais aparentes. E além de perder peso, manter uma rotina de exercícios proporciona inúmeros outros benefícios como a prevenção de doenças cardíacas, estresse, osteoporose, hipertensão arterial, deficiências respiratórias, problemas circulatórios e diabetes.

É comum as pessoas que emagrecem muito ficarem flácidas...

Realmente, dependendo da quantidade de peso perdida, esse pode ser um ponto crítico. No caso de uma perda excessiva, o problema deixa de ser apenas estético, mas também de saúde, já que pode causar algumas complicações, tais como dermatites de contato, assaduras e até mesmo infecções. Por isso, retirar essa pele com uma cirurgia é uma indicação dos médicos para melhorar a qualidade de vida do paciente.

Mas os exercícios podem ajudar a reduzir a flacidez de alguma forma?

A flacidez pode ser combatida através de estímulos que permitam o aumento do tônus muscular. Neste sentido, os exercícios de musculação, ou qualquer modalidade que estimule o desenvolvimento da força e da resistência muscular, a exemplo da ginástica localizada, são os mais recomendados. Os estudos indicam a prática de oito a dez tipos diferentes de exercícios envolvendo os principais grupos musculares (braços, ombros, peitorais, abdômen, costas, quadris e pernas), com no mínimo oito a doze repetições, numa frequência de duas a três vezes por semana.

No caso da gordura localizada, quais são os exercícios que devem ser priorizados?

OS EXERCÍCIOS DE EFEITO LOCALIZADO IRÃO AJUDAR NA MANUTENÇÃO DO TÔNUS MUSCULAR, MAS NÃO SE TRADUZEM NA PERDA DE GORDURA LOCALIZADA.

Portanto os exercícios aeróbicos continuam sendo mais recomendados.

Abdominal ajuda a perder barriga. Mito ou verdade?

É um mito. Realizar um número alto de repetições com objetivo de perda de gordura localizada nessa região é completamente improdutivo.

Para quem está completamente sedentário, existe alguma atividade mais indicada?

A caminhada, sem dúvida alguma, é o exercício mais indicado para quem está há muito tempo sem realizar atividades físicas. É um estímulo de baixo impacto, que irá ajudar a melhorar o condicionamento físico e a reduzir a gordura corporal, sem risco de lesões, mesmo em pessoas que apresentam sobrepeso.

Por que costumam recomendar que o treino tenha início pelos exercícios aeróbicos?

Na verdade este é mais um mito. Não faz a menor diferença. Tanto faz começar pelo aeróbico ou pela musculação. A ordem dos exercícios deve obedecer ao melhor rendimento de cada pessoa.

Qual o número mínimo de calorias que devem ser gastas por semana para promover a perda de peso?

PARA CADA QUILO A SER PERDIDO, É NECESSÁRIO TER UM DÉFICIT CALÓRICO DE 7,7 MIL CALORIAS.

Caso você estabeleça um déficit de 3,5 mil por semana, no decorrer de um mês você perderá dois quilos. Lembrando que esse déficit deve ser proveniente de uma dieta restritiva associada à prática de exercícios.

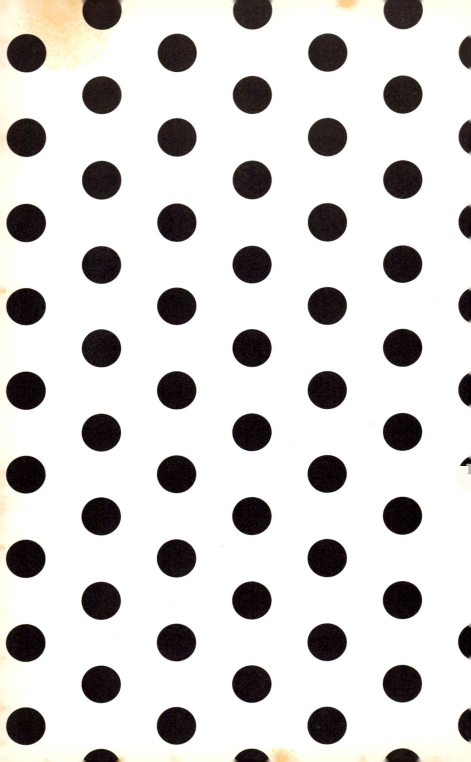

TECNOLOGIA A FAVOR DA BALANÇA

Eles funcionam como um diário, dando dicas de saúde, informando a quantidade de calorias de cada alimento, auxiliando na escolha das melhores atividades físicas, sugerindo receitas de baixas calorias para sair da mesmice. E o melhor: quem faz uso de programinhas on-line tem mais chance de perder peso. Foi a conclusão a que chegou um estudo da Universidade North Shore, nos Estados Unidos, que acompanhou a dieta de 69 pessoas obesas ou com sobrepeso. Divididos em dois grupos, todos os participantes frequentaram sessões com médicos, nutricionistas e psicólogos, mas apenas uma parte deles teve o auxílio tecnológico durante o processo. A conclusão: aqueles que usaram programas e aplicativos perderam cerca de 4 quilos a mais ao final de um ano. Não se limite a baixá-los. Use e abuse deles.

DEZ APLICATIVOS PARA EMAGRECER

DIETA E SAÚDE

É um dos mais completos: você informa seu peso e a meta que deseja alcançar. O programa sugere um cardápio, mostrando os pontos de cada alimento, além de mostrar a evolução da dieta.

MY FITNESS PAL

Para quem busca interatividade, esse app, além de sugerir receitas lights, também oferece ao usuário a opção de postar nas redes sociais, em tempo real, a dieta e os exercícios realizados.

CALCULADORA DE CALORIAS

Você informa quanto quer perder e o programa calcula a cota de calorias que devem ser ingeridas por dia, dá dicas de exercícios e ainda alerta quando beber água.

NUTRABEM

Se você tem dificuldade em encontrar alternativas saudáveis, através de uma lista com mais de 1,5 mil alimentos e receitas é possível simular o que será ingerido para que o programa sugira alterações.

DIETA ASSISTENTE

É como se você carregasse seu nutricionista a tiracolo: calcula o IMC, exibe lista de compras, dá receitas saudáveis e ainda permite que os usuários troquem informações sobre a dieta.

VISUAL DIÁRIO DE DIETA

Um dos melhores para acompanhar e se manter entusiasmado com a dieta. Através do registro de fotos e das medidas, é possível acompanhar a evolução do programa de emagrecimento.

TECNONUTRI

Primeiro você registra sexo, idade, altura, peso e objetivo. Com base nessas informações, o app estipula as calorias necessárias por dia e sugere um cardápio para a dieta.

MINHAS RECEITAS LIGHT

Para quem precisa de criatividade na hora de cozinhar, esse aplicativo pode ajudar e muito. As receitas apresentam número reduzido de calorias ou de açúcar.

MEALSNAP

É bastante curioso: basta tirar uma foto do prato para que ele calcule uma média do número de calorias que serão ingeridas, alertando o usuário para possíveis deslizes.

LIBRA

Todo dia pela manhã, ele avisa que o usuário deve se pesar. Através desse registro, um gráfico é montado e mostra as variações. Também fornece estatísticas mensais sobre o controle do peso.

DEZ APLICATIVOS PARA MALHAR

ADIDAS MICOACH

Quase um personal. Através do GPS do celular, mede a distância e o ritmo da corrida, além do tempo e das calorias gastas. Em inglês, um treinador virtual vai puxando os exercícios.

NIKE + RUNNING

Para corredores, registra a distância, a velocidade e o tempo do treino. Permite também que o mapa do trajeto seja compartilhado por redes sociais.

RUNTASTIC

Indicado para corredores também, fornece curiosidades como a maior e menor altitude de cada percurso, e a velocidade mínima e máxima alcançada.

DAILY YOGA

Até quem nunca fez uma aula de ioga, vai se sentir um expert. As séries têm diferentes níveis de dificuldade e podem ser acompanhadas pela trilha sonora sugerida pelo próprio aplicativo.

STRETCHEXERCICES

O foco são os exercícios de alongamento e relaxamento, para trabalhar a flexibilidade antes dos exercícios físicos ou diminuir as dores musculares depois.

SPORTS TRACKER

Cria planos personalizados de treinamento para quem faz caminhada, ciclismo, corrida ou qualquer atividade baseada em distâncias.

GAIN FITNESS

Para quem gosta de variar nas atividades físicas, disponibiliza treinos com base em mais de setecentos exercícios, que depois podem ser acompanhados pelo site do programa.

ENDOMONDO

Compatível com monitores cardíacos, registra em tempo real sua performance em diversas atividades, mostrando o tempo, a distância, a velocidade e as calorias gastas nos treinos.

INSTANT HEART RATE

Ninguém mais precisa comprar um monitor cardíaco depois desse app. Sem qualquer outro equipamento, o programa consegue calcular a frequência dos batimentos.

VIRTUAGYM

Viaja muito? Gosta de malhar em casa? Não curte academia? Este programa fornece mais de quinhentos tipos de exercícios diferentes, permitindo que o usuário se exercite em qualquer lugar.

> **A VIDA É AQUILO QUE ACONTECE ENQUANTO ESTAMOS FAZENDO PLANOS.**
> JOHN LENNON

O APLICATIVO DA GERAÇÃO SAÚDE

É o Instagram, uma rede social na qual os usuários podem postar fotos e, mais recentemente, vídeos de até 15 segundos. Sigo uma boa turma por lá, que abastece suas contas com imagens das receitas lights que preparam, produtos com poucas calorias recém-descobertos no mercado, ou o simples registro de suas atividades físicas na academia, na praia, no calçadão. Abro meu IG (@fethedim) e lá está uma enxurrada de cliques de pessoas que, assim como eu, estão em busca de uma vida mais saudável. De certa forma, ver todas aquelas fotos, em sequência serve como um belo incentivo para que eu levante do sofá todo dia e siga determinada a manter o peso.

EU SIGO

@gabrielapugliesi

Ela é linda, magra e sarada. Mas deixa bem claro, através das imagens de suas atividades e alimentação, que isso é fruto de muito esforço. Afinal, barriga sarada não vem de graça nessa vida.

 www.tips4life.com.br

@carolbuffara

A Carol corre na praia do Leblon, sobe até o mirante Vista Chinesa de bicicleta, luta boxe na varanda de casa. Suas fotos são uma verdadeira injeção de ânimo para quem está prostrado no sofá.

 www.carolbuffara.com.br

@blogdamimis

A Mimis é a Michelle Franzoni, que perdeu 33 quilos. Ela posta ótimas dicas de receitas lights em vídeos curtos e mostra os exercícios que pratica para alcançar o corpão que tem.

 www.blogdamimis.com.br

@dietasemsofrer

A autora Bárbara Mamede coloca a prova toda sua criatividade na cozinha, com fotos de pratos coloridos e apetitosos. Ela também descobre uns produtinhos ótimos.

@blogdadebs

Corredora, mãe da Duda, mulher do Fabio, ela é tipo a mulher-maravilha moderna. Além de ter um bom humor que me faz dar altas gargalhadas e encarar a esteira com mais bom humor.

 www.blogdadebs.com.br

@dietaurgente

Eu acordo, abro o Instagram e lá está uma imagem com a seguinte frase: "Pare de falar, comece a fazer." Ou então: "Cuidado!!! Chocolate encolhe suas roupas." Funcionam como um belo incentivo para me manter na linha e focada na academia.

@blogdadrika

A Drika está em pleno processo de emagrecimento e mostra todos os bastidores dessa fase, daquilo que come até os exercícios na academia. Um exemplo a ser seguido.

@eva_andressa

Toda vez que eu olho uma foto dela eu penso: vai ser difícil chegar lá, mas nada é impossível. Quem sabe um dia não fico com aquele abdômen tanquinho dos sonhos.

@frangocombatatadoce

A Beta e o Rodrigo são malhadores de carteirinha e se alimentam muito bem. Tudo registrado em fotos, até a marmita que eles carregam e comem no carro para não sair da dieta.

 www.frangocombatatadoce.com

@projetopaulinhafit

Era gordinha, emagreceu e está linda e sarada. De panquecas a cookies, ela dá receitas incríveis de pratos *low carb*. Tem um quibe que aprendi lá que sou fã.

 www.projetopaulinhafit.com

@supersaudavel

Pizza de couve-flor, nuggets de quinoa, danoninho proteico. Vale a pena seguir e se inspirar para criar pratos saborosos. É a prova de que uma dieta proteica não precisa ser monótona.

 www.projetosaudavel.com.br

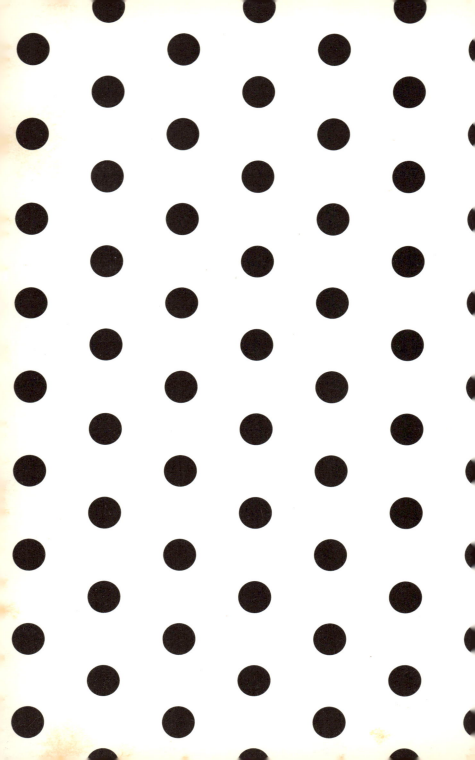

OBESIDADE É DOENÇA

EMAGRECER É SÓ A PRIMEIRA PROVA DE UMA LONGA CAMINHADA.

Mesmo depois de ter perdido 55 quilos, adquirido hábitos alimentares mais saudáveis e estabelecido uma nova rotina de exercícios, resistir às tentações no dia a dia não é uma tarefa fácil. Muito pelo contrário. Afinal, autocontrole na mesa, definitivamente, nunca foi uma das minhas qualidades. Brinco que, assim como um ex-alcoólatra, eu, uma ex-obesa mórbida, comemoro cada dia em que fiquei sóbria. Isso significa não cometer nenhum deslize que faça com que eu ultrapasse as calorias diárias recomendadas para manter minhas medidas atuais.

NO CASO DO EX-OBESO, UM AGRAVANTE TORNA A SITUAÇÃO AINDA MAIS DIFÍCIL: NÃO HÁ COMO DEIXAR DE CONVIVER COM SEU VÍCIO.

Afinal, a comida é o combustível do corpo. Ela estará sempre ali, na hora do café, do almoço, do jantar, nas formas mais suculentas e tentadoras. E você precisará resistir bravamente, enchendo o prato de alface, agrião, rúcula ou qualquer outra folha para que não sobre muito espaço para o resto. Neste caso, uma colher de arroz, outra de feijão, um bifinho, de preferência grelhado. Tudo servido de forma moderada, como manda a etiqueta. Na hora da sobremesa, vou direto na fruta ou na gelatina diet, espécies de manjar dos ex-gordos que querem se manter nesta condição. De segunda a sexta, tirei da minha vida qualquer vestígio de torta de chocolate, pudim de leite, cheesecake de goiabada...

Essa tem sido minha rotina durante a semana para manter o peso. Para que a conta feche no azul, montei uma equação. De segunda a sexta, vivo a base de saladas e carnes ou sushis e sashimis para poder me dar a alguns luxos no fim de semana. Porque eu gosto muito de comer e quero continuar comendo coisas gostosas, mas já entendi que não dá para fazer isso todos os dias. Não posso comer deliberadamente. Aliás, ninguém pode comer deliberadamente. Não é nada pessoal comigo.

E mesmo com apenas dois dias livres, não estou fora de perigo. A consequência de uma dieta desregrada por 48 horas são um, dois, três ou até quatro quilos extras na segunda-feira. É batata. Ou melhor, é o bobó de camarão com farofa de dendê. É o risoto de cogumelo com uma tacinha de vinho. Uma não, duas. Ou teriam sido três? É a macarronada do domingo, soterrada sob bastante queijo ralado. Fora o café da manhã reforçado e alguns lanchinhos nada básicos. É claro que eu não como mais as quantidades de antigamente, mas, pelo nível calórico dos pratos, o ponteiro da balança não poderia mesmo se manter indiferente.

Por isso, é fundamental ter disciplina e manter-se num estado contínuo de alerta, mesmo agora, que já alcancei o peso que tanto almejei. Não há uma única vez que eu olhe para uma barra de chocolate ou qualquer outro alimento com mais de 100 calorias e não precise raciocinar se vale a pena ou não ingeri-lo.

PENSO, LOGO NÃO ENGORDO.
ESSA É A MINHA NOVA FILOSOFIA DE VIDA.

Faço esse exercício todos os dias, a toda hora. E tem funcionado nessa fase, que é a da manutenção. Só como aquilo que realmente vale a pena e não mais qualquer besteira que passar pela minha frente. Muitas vezes, em um restaurante, por exemplo, devorava todo o couvert, não importava se o pão era bom ou não. Se não for bom, sinceramente, não vale o prejuízo com que terei que lidar depois.

A OBESIDADE JÁ MATA MAIS GENTE DO QUE A FOME NO MUNDO.

Não posso negar que muitas vezes cedo às minhas vontades e sou feliz com uma barrinha de chocolatinho, alguma-friturinha-deliciosamente-gorda-e-irresistível ou um hambúrguer daqueles altos e suculentos. Ah, ainda têm as coxinhas, os quibes, as bolinhas de queijo... Por que gosto tanto deles? Não abro mão, mesmo ocasionalmente, mas desenvolvi uma técnica de sobrevivência a esses pecados da gula: aplico a lei da compensação logo depois de consumir uma dessas iguarias da baixa gastronomia. Como menos ou malho mais. Isso significa reduzir as quantidades na refeição seguinte ou enfrentar mais uma hora de esteira. Muita gente, os magros, é claro, fazem isso naturalmente. No dia seguinte a uma orgia etílica ou gastronômica, enchem o prato de salada na hora do almoço e vão para a academia sem sofrer depois do trabalho, podendo assim se dar a esses luxos mais calóricos sem preocupação do ponteiro da balança se mexer. Ainda não é meu caso: esse é um esforço diário que preciso fazer. Já me convenci inclusive de que devo encarar a obesidade como uma doença, porque terei que lidar com ela para o resto da vida caso não queira ser, de novo, sua vítima.

O grande problema é quando essa conta, do quanto você come *versus* quanto você gasta, não fecha no zero a zero. E é muito fácil fazer com que ela entre no negativo. As prateleiras dos supermercados estão lotadas de produtos cheios de calorias e cada vez mais acessíveis do ponto de vista econômico. Lá se encontra uma enorme e tentadora variedade de biscoitos recheados, pacotes de salgadinhos e pizzas congeladas. Sair ileso de uma escapadela dessas é difícil. É só fazer a conta: para zerar as calorias de um lanchinho básico, com um sanduíche do McDonald's, uma porção de batata frita e um saquinho de confeitos de chocolate, por exemplo, é preciso surfar por 5 horas, jogar vôlei por 4h30 e andar de caiaque por 2h30. Como é muito pouco provável que terei tempo e disposição para isso, procuro não fazer uso dessas tentações todas ao mesmo tempo.

A DISTÂNCIA ENTRE O SONHO E A REALIDADE CHAMA-SE DISCIPLINA.
BERNARDINHO

Sempre me dei mal quando essas guloseimas entravam na minha rotina. Fosse um brownie com doce de leite na sobremesa do almoço ou uma aparentemente inofensiva barrinha de chocolate em casa, à noite. Porque, mesmo com algum tipo de compensação na academia ou no prato, a conta cai facilmente no vermelho. Como o cheque especial, é uma bola de neve, que só faz crescer, crescer e crescer. Você vê que engordou 2 quilos, não dá muita bola. Esses 2 quilos se transformam em 5, em 8, em 10 rapidinho. Quando você sobe na balança para calcular o prejuízo, ele já está fora do controle. Por isso, estou convencida: essa autovigilância contínua no que consumo e no quanto me exercito é fundamental se eu quiser me manter com as medidas atuais. O risco de o ponteiro da balança ir subindo gradualmente e voltar a ostentar os três temidos dígitos novamente existe sim, e é grande.

Não à toa, a obesidade já foi taxada como uma doença crônica, que vem se alastrando como uma epidemia mundial. A projeção da Organização Mundial de Saúde é que existam setecentos milhões de obesos no mundo. E uma parte considerável deles está no Brasil. Segundo um levantamento do Ministério da Saúde, realizado em 2009, quase metade da população brasileira (48,5%) está acima do peso. Em 2006, eram 43%. A pior notícia vem agora: 15,8% dos brasileiros já são, de fato, obesos. Isso significa que o índice de massa corporal (IMC) desta turma, classificação criada para medir o peso ideal, está acima dos 30%. Se considerássemos apenas pessoas de 1,70 metro de estatura, elas estariam carregando, no mínimo, 15 quilos a mais do que o recomendado.

QUARENTA E OITO E MEIO POR CENTO DOS BRASILEIROS ESTÃO ACIMA DO PESO E 15,8% ESTÃO OBESOS.

Tirando os casos decorrentes da questão genética, apenas 10%, o sobrepeso é fruto dos nossos hábitos alimentares, que começou a mudar radicalmente lá atrás, nos primórdios da humanidade. Se por um lado o cozimento dos alimentos permitiu que ele fosse preservado e preparado de formas mais palatáveis, por outro este processo quebra as fibras dos alimentos, o que facilita a mastigação e torna a comida mais fácil de ser digerida e absorvida. Inevitavelmente, com a nossa evolução, o surgimento de novas técnicas culinárias e a oferta abundante de alimentos hipercalóricos, começamos a ingerir uma quantidade muito maior de calorias do que o corpo precisava e estava acostumado. Somam-se a isso as facilidades tecnológicas da era moderna como o micro-ondas, o controle remoto e o celular – passamos a ingerir alimentos mais calóricos e a gastar menos calorias. É por isso que a humanidade de uma forma geral está engordando, simples assim.

> **SEJA A MUDANÇA QUE VOCÊ QUER VER NO MUNDO.**
> DALAI LAMA

Conclusão: se antes estávamos acostumados à farta oferta de documentários com crianças passando fome na África, agora ficou muito mais fácil encontrar programas com gordos e gordinhos tentando emagrecer. O excesso de peso, inclusive, já provoca mais mortes do que a subnutrição. Segundo o Global Burden of Disease (Peso Global das Doenças), um dos maiores estudos já produzido sobre a saúde da humanidade, resultado do cruzamento de informações cedidas por quinhentos profissionais de trezentas instituições ao redor do globo, os óbitos em decorrência da subnutrição caíram de 3,4 milhões para 1,4 milhão nos últimos vinte anos.

Do primeiro lugar no ranking de doenças que mais matam a subnutrição caiu para a oitava posição. Já a má alimentação, fruto de uma dieta insuficiente em nutrientes, ocupa o quinto lugar, seguida pela obesidade, que pulou para a sexta posição na lista. Na frente deles, apenas a pressão alta, o cigarro, o álcool e a poluição.

Os estudos advertem: comer descontroladamente faz muito mal à saúde.

TRUQUES QUE DERAM CERTO

Dez estratégias que facilitaram o meu processo de emagrecimento

1. ESTABELEÇA METAS A CURTO PRAZO
Perder 55 quilos parece um objetivo tão distante quanto impossível de ser alcançado. Portanto, crie desafios semanais: eliminar 2,5 quilos é muito mais tangível nesse período. E, ao final de um mês, lá se foram 10 quilos já.

2. ENVOLVA OUTRAS PESSOAS NO SEU PROJETO
A vigilância das pessoas à sua volta, seja em casa ou no trabalho, pode funcionar como um cabresto positivo. Pode apostar que você vai pensar duas vezes antes de cair de boca publicamente no primeiro brigadeiro que aparecer.

3. ENCHA O PRATO DE SALADA
É uma questão de física: quanto mais alface, rúcula e agrião você colocar no prato, menos lugar no espaço irá sobrar para o restante da comida.

4. PREVEJA POSSÍVEIS RECAÍDAS
No início da dieta, principalmente, evite lugares onde você sabe que pode cair em tentação. Seja o barzinho, o restaurante ou o almoço de domingo com os amigos.

5. REGISTRE SUAS REFEIÇÕES COM FOTOS
A imagem dos alimentos é armazenada e memorizada pelo cérebro e, segundo pesquisas, pode ajudar a promover a saciedade do indivíduo.

6. NÃO DEIXE QUE OS DESLIZES TIREM O FOCO
Errar é humano, insistir no erro é burrice. Portanto, se você comeu algo que não deveria, não deixe que isso te desanime. Corra atrás do prejuízo: coma menos na próxima refeição ou malhe mais.

7. COMEMORE AS PEQUENAS VITÓRIAS
Tanto faz se foram 10, 8, 6, 4, 2 quilos em um mês. Qualquer grama perdida é sinal de muita força de vontade, esforço e dedicação. Só não vale se dar de presente um chocolate.

8. TENHA UMA BALANÇA EM CASA
Todo dia de manhã tínhamos um encontro marcado. A cada vez que eu constatava que meu peso havia diminuído, era como se eu tomasse uma injeção de ânimo para seguir na dieta.

9. LEIA O RÓTULO DOS ALIMENTOS
Muitos produtos parecem inofensivos, mas na verdade são altamente calóricos. Destrinchar as informações nutricionais é a melhor forma de não cair em uma cilada de bobeira.

10. COMPARTILHE SUA DIETA ATRAVÉS DE REDES SOCIAIS
Exibir a foto de um prato bonito e bem equilibrado ou a foto do cenário escolhido para a corrida tem grande apelo nas mídias. As pessoas não só curtem a postagem, como costumam dar palavras de incentivo. E incentivo nunca é demais.

PREPARE-SE PARA SUAR A CAMISA

Quanto tempo se exercitando é necessário para queimar cada uma das guloseimas abaixo:

Alimento	Calorias	Tempo
PIZZA DE CALABRESA SADIA	Unidade com 460 gramas: **1062 CALORIAS**	**5h** surfando
M&M'S DE AMENDOIM	Pacote com 200 gramas: **984 CALORIAS**	**4h30** jogando vôlei
SANDUÍCHE BIG TASTY DO MC DONALD'S	Unidade: **839 CALORIAS**	**2h30** andando de caiaque
BATATA FRITA RUFFLES	Pacote com 100 gramas: **564 CALORIAS**	**1h30** jogando basquete
BISCOITO RECHEADO NEGRESCO	Pacote com 140 gramas: **616 CALORIAS**	**1h30** jogando frescobol

CORPO NOVO, VIDA NOVA

É uma questão de física: com 55 quilos a menos, eu passei a ocupar menos lugar no espaço. Se antes eu passava pela mesa das pessoas derrubando os papéis ou qualquer outro objeto que estivesse nas beiradas, agora eu circulava livremente sem receio de incomodar ninguém. Uma amiga inclusive, do trabalho, notou isso: "Já reparou, Fê? Depois que você emagreceu, a papelada não cai mais no chão quando você vem aqui na minha mesa." Fiquei muito feliz com a sensata constatação dela.

As mudanças, coisas simples, no meu dia a dia não ficam só por aí. Se antes eu precisava calcular milimetricamente a manobra que faria para passar pela roleta do prédio, passando de lado e na ponta dos pés, agora eu podia seguir adiante sem me preocupar mais com isso. Talvez ninguém fosse capaz de imaginar, mas essa era uma grande conquista. Se antes uma viagem de avião era sinônimo de permanecer como uma estátua durante todo o tempo do voo, para tentar incomodar o mínimo o passageiro do lado, agora eu conseguia até cruzar as pernas.

E o melhor: não precisava mais pedir ao comissário um extensor para conseguir fechar o cinto de segurança. Não precisava mais procurar a cadeira mais resistente para sentar à mesa do restaurante. Não precisava mais chamar o marceneiro para reforçar os estrados da cama a fim de evitar que ela quebrasse mais uma vez. Por muitos anos, minha cama foi amparada com livros de arte que eu ganhava na redação e distribuía embaixo de vários pontos do estrado para servir de sustentação. O lugar deles agora é em cima da mesa da sala. Pode acreditar, o dia a dia de um gordo, como muitos podem pensar, não é feito apenas de orgias gastronômicas e calóricas. Está mais para uma cansativa e humilhante prova de obstáculos.

Ao trocar o manequim 56 pelo 42 entrei em um túnel que me levou até um novo universo. Recuperei alguns sentimentos que, mesmo com a minha autoestima inflada para compensar as humilhantes consequências da obesidade, haviam ficado escondidos bem lá no fundo. A vaidade foi um deles. Passei a me preocupar com a pele, comprei meus primeiros cremes para o rosto, queria fazer um bom corte de cabelo. Sempre tive um cabelão, já que um corte curto só deixaria minha cara mais redonda. Agora, podia me dar ao luxo de cortá-los do jeito que quisesse. Foi o que fiz.

Voltei a ter vontade de me vestir bem também. Não que não gostasse de me arrumar, mas, com tantas dobras a mais, não havia roupa capaz de operar esse milagre. Mandei para doação tudo o que tinha no guarda-roupa, comprado essencialmente em lojas de departamento com seções para gordinhas ou feito sob encomenda com uma costureira. Viajei e me dei de presente duas malas, lotadas, só de roupas novas.

> **SE VOCÊ PODE SONHAR, VOCÊ PODE FAZER.**
> WALT DISNEY

Por mais que continue gostando do conforto das roupas largas, podia me dar ao luxo de adquirir peças fora das seções *plus size*. Quando comprei meu primeiro short 42, parecia até criança depois de ganhar o brinquedo pedido na cartinha para o Papai Noel. Não o tirava do corpo por nada. Ele já estava andando sozinho, praticamente. Ia para a praia com ele, ao supermercado, ao salão, ao barzinho. Só trocava a parte de cima e o sapato. Era a maior alegria, como se eu estivesse vestida com a fantasia da mulher superpoderosa.

É inegável que a minha disposição hoje também é outra. Para tudo. Para ir até a padaria comprar algo, para dar uma volta na praia, para brincar com meu filho. Eu me lembro muito bem de uma viagem que fiz com meus pais e meu marido para os Alpes Franceses. Tudo lindo, montanhas nevadas, casebres de madeira, muito chocolate quente. Até que um dia resolvemos fazer um passeio por um parque para chegar ao ponto da fronteira com a Espanha, conhecido como Cirque de Gavarnie. A trilha era levemente íngreme, mas não muito longa, talvez uma hora. Não passei dos quinze minutos. Bufava. Precisei deitar para recuperar o fôlego, enquanto vários velhinhos e velhinhas franceses passavam por mim. Senti tanta vergonha, mas não tinha mais forças: fiquei no meio do caminho.

Em compensação, depois de emagrecer, estive na Jordânia e visitei Petra. Andei 2 quilômetros até chegar ao início do parque, o atravessei inteiro, subi e desci montanhas e ainda encarei os oitocentos degraus do mosteiro depois de uma trilha de 2 horas até lá. Tudo sem alterar a respiração, andando normalmente, apreciando a paisagem. Eu me lembrei desse episódio anterior, na França, quando ainda estava lá na Jordânia e a sensação que senti por constatar como a minha vida havia mudado foi indescritível. Era felicidade demais na veia.

O casamento, esse também ganhou vida nova. Afinal, meu marido ganhou uma nova mulher. Sejamos justos, ele mereceu. Quando nos conhecemos, em 2005, eu estava pesando uns 85 quilos, mas comecei a engordar rapidamente. Em 2008, já estava pesando 120 quilos. Engravidei no início de 2009 e, por algum milagre da natureza, minha gravidez correu bem, sem que o peso interferisse ou trouxesse algum problema para o bebê, que nasceu lindo, sadio, no dia 9 de setembro de 2010 com 3,5 quilos. Perdi uns 15 quilos na fase de amamentação e cheguei a acreditar que conseguiria aproveitar o embalo para me livrar do restante do excesso. Não tive forças. Voltei a comer compulsivamente até chegar aos 127 quilos.

> **A MELHOR MANEIRA DE PREVER O FUTURO É CRIÁ-LO.**
> PETER DRUCKER

Meu marido ficou do meu lado por todo esse tempo e me apoiou todas as vezes que passei por algum constrangimento, público ou não, sem nunca ter feito qualquer pressão radical para que eu emagrecesse. Chegou a sugerir que eu me matriculasse em uma academia, ou começasse a caminhar, mas nunca deixou qualquer vestígio de que meu excesso de peso poderia afetar nosso relacionamento, por mais que eu tivesse plena certeza de que estava afetando. Tive medo sim de que ele pudesse me deixar por causa disso; que não tivesse mais interesse em fazer sexo comigo; que se interessasse por outra mulher, menos gorda e mais atraente.

Ele teve muita paciência. Aliás, paciência talvez não seja a melhor palavra. Ao final da dieta, depois que a matéria sobre o meu processo de emagrecimento foi publicada, ele viu um amigo falando sobre a minha história em uma rodinha com outros colegas de trabalho. O tal amigo não sabia que a Fernanda em questão, jornalista da *Veja Rio*, era a Fernanda mulher do Márcio. Meu marido então se aproximou e fez questão de contar, orgulhoso pela minha vitória. Diante da surpresa dele com as fotos, que mostravam a evolução do meu emagrecimento, o Márcio ainda comentou: "E eu a amei de todas aquelas formas." A melhor palavra é amor mesmo.

Nosso relacionamento, de fato, entrou em uma nova fase. Eu estava muito mais bem disposta. Em todos os sentidos. Aquele desânimo para certos tipos de programas havia ficado para trás, junto com os 55 quilos que perdi. Voltamos a pegar um cineminha uma vez por semana e a curtir os shows que tanto gostávamos de ir no início do relacionamento, ainda que eu sempre tenha sido e continue sendo uma pessoa do dia. Com relação à vida íntima, tenho a impressão que redescobrimos o sexo. Quando estava gorda, ficava naturalmente mais envergonhada, a luz precisava estar sempre apagada, não havia a menor possibilidade de sair do tradicional. Definitivamente, estávamos em uma nova fase.

SE VOCÊ PASSA A ENXERGAR A VIDA DE OUTRA FORMA, O MUNDO TAMBÉM TE ENCARA DE OUTRO JEITO.

Você deixa de ser apenas aquela gorda estabanada para ganhar outros predicados bem mais simpáticos. É horrível admitir isso, mas as pessoas são muito mais atenciosas, mais interessadas, mais disponíveis com quem anda dentro dos padrões normais de IMC. Ao estar acima do peso, sentia que estava invisível para muitas pessoas que só enxergavam a fraqueza que a falta de cuidado com meu corpo transparecia.

De certa forma, após todo esse processo, foi engraçado constatar que passei a dar mais valor à comida. Antes eu comia sem pensar, com voracidade, como se qualquer refeição pudesse ser a última. Entre uma garfada e outra, era só o tempo de colocar a comida no garfo novamente. Diminuídas as quantidades e a frequência com que me dou a certos luxos gastronômicos, passei a saborear cada mordida, uma a uma. Para emagrecer e não voltar a engordar, cheguei à conclusão de que é só usar o bom senso à mesa. Isso exige muita força de vontade, determinação e certos sacrifícios. É uma luta, travada dia após dia, que dá trabalho, sim, mas vale muito a pena.

Se eu consegui, você também pode.

1ª edição	Setembro de 2013
impressão	Sermograf
papel de miolo	Lux Cream 70gr/m2
papel de capa	Cartão Supremo 250g/m²
tipografias	PF Din Text Pro e PF Din Text Comp Pro